# Políticos de quinta mano

José Luis Martín Gómez

Índice.

Capítulo.- 1 El expedientado..........................................13

Capítulo.- 2 En presencia de Don Zacarías.......................17

Capítulo.- 3 Informe previo al expediente.........................21

Capítulo.- 4 Orden de incoar expediente ....................25

Capítulo.- 5 La caza de los gamusinos… ........................29

Capítulo.- 6 La jornada de un funcionario ..................35

Capítulo.- 7 Don Zacarías a su regreso.......................... 43

Capítulo.- 8 El testamento de Sam.................................49

Capítulo.- 9 El informe de Akila.....................................71

Capítulo.- 10 Don Zacarías y el Bitcoin...........................79

Capítulo.- 11 El casamiento............................................83

Capítulo.- 12 El SACyL capando ordenadores..................85

Capítulo.- 13 Resolución de expediente...........................89

Capítulo.- 14 Recurso de reposición..........................127

Capítulo.- 15 Soy Juez y parte interesada........................139

Capítulo.- 16 El Letrado saca la carta guardada................143

Capítulo.- 17 Denuncia ante la AEPD y respuesta.........155

Capítulo.- 18 Sentencia contra el SACyL........................161

Capítulo.- 19 El Juez se digna emitir sentencia (1)..........165

Capítulo.- 20 El Juez se digna emitir sentencia (2)...................173

Capítulo.- 21 La reincorporación de Don Jeremías..................181

## Capítulo.- 1

## El expedientado.

Hoy y con el fin de poner a punto los ordenadores de la sala de video conferencias, pues últimamente andan todos ellos más lentos de lo normal, un técnico de la empresa con la que Don Zacarías Moro Moro tiene contratado el servicio de mantenimiento de los mismos, está revisándolos desde primera hora de la mañana y según me ha comentado Don Zacarías, va a tardar en ponerlos en su debido punto toda la jornada.

Ante esta perspectiva, para el día de hoy, me ha pedido mi ordenador personal para hacer unos escritos y enviar unos correos electrónicos que son muy importantes para el negocio de los cerdos ibéricos, que no puede esperar ni un minuto más, añadiendo de paso que: "Al perro flaco todo son pulgas" y que estas cosas seguro que solamente le ocurren a él y precisamente el día que más falta le hace el ordenador.

No será para tanto Don Zacarías –le dije- es más, ya le llevo diciendo desde hace más de tres meses que se necesitaba una revisión urgente de ellos, pero no me diga su principal máxima, que desde hace mucho tiempo y de tanto oírla la sé muy bien, la economía, esa y no otra es su principal máxima, pero a mi modo de entender este asunto y, le pido perdón de antemano por lo que le voy a decir, lo suyo está rayano a la tacañería. Por no gastar, ni antivirus ni anti-malware les tiene instalados para protegerlos de piratillas, los cuales nos pueden ocasionar perdidas y captar información confidencial de la contabilidad B que en ellos consta y no digamos nada de lo que puede ocurrir si cae en manos de la Agencia Tributaria.

Déjate de monsergas y con tu permiso voy a usar tu ordenador particular que desde que tienes el que ordené que instalaran en tu despacho no lo has vuelto a usar y eso que lo tienes conectado a la red de internet, creo que no lo usas para no consumir ni un solo mega de la red que tengo instalada y eso si que no está en lo rayano a la tacañería, eso es tacañería pura. Hoy quedarán con antivirus y anti malware, para protegerlos como es debido, pero es una pasta lo que me tengo que gastar y no está la economía para despilfarrar.

Hemos pasado al despacho que con las más modernas tecnologías instaló para llevar la contabilidad y otros asuntos del negocio y ha encendido mi ordenador particular, le he proporcionado el santo y seña para que pueda acceder a él y una vez que la pantalla ha dejado ver todas las aplicaciones y accesos directos a las carpetas, en la primera que se ha fijado es en la que contiene todo lo que había en el CD, que en la carpeta perdida por el Letrado Sr. Mínguez, con todos los documentos del proceso judicial que se siguió contra Don Patrocinio por la acusación de su ex compañera la gata nazi Doña Bibiana Ahuído en la que le acusaba de varias cosas relacionadas con la Ley Integral de Violencia de Género y aunque fue en un principio condenado por comunicarse con ella, condena que el Sr. Mínguez recurrió ante la Audiencia Provincial de Gatola, la cual finalmente le absolvió, pues quedó demostrado que la culpa de que dicha comunicación se llevase a cabo fue a consecuencia de la política que, en su día, Facebook empleaba para encontrar amigos en el momento de crear una cuenta en la citada red social y fue absuelto de las acusaciones contra él puestas en el Juzgado nº 3 de Gatola, unas por sobreseimiento, debido a que la Juez llegó a la conclusión que eran deliberadamente falsas y de la única que se le acusó formalmente, las propias compañeras de Bibiana la desmintieron de la afirmación que sostenía, "de que la iba a matar a ella y a toda su familia con una pistola". El dinero que había abonado por la multa, más lo que tuvo que poner de su bolsillo, lo gastó todo en una comilona en el restaurante el Mesón Taurino regada con champan Don Pérignon de la firma Moët & Chandon. Dicho CD con información confidencial sobre muchas causas judiciales y sobre algunos procesos contra funcionarios del Estado a los que se les ha abierto expediente disciplinario. Este CD lo encontró Don Zacarías en un compartimento camuflado que la carpeta del Sr. Mínguez contenía.

## José Luis Martín Gómez

CD, al que en su día conseguí descifrar la clave y así volcar su contenido en mi ordenador para disponer de una copia del mismo, en el disco duro, fue lo primero que abrió, diciéndome que quizás los escritos y correos que tenía que enviar y debido a que los americanos tienen todo controlado con sus programas de espionaje, lo mejor era hacer un viaje para hablar directamente con sus clientes, de vis a vis y aún así no me fio –dijo- pues hasta las paredes oyen, tenía pensado empezar a vender los cerdos y los corderos sin factura, como ya vengo haciendo con la ingente cantidad de leña y corcho que del encinar obtengo, los euros que de la venta saco, lo llevo a un paraíso fiscal o a los mismos bancos suizos donde ya tengo más de cinco millones de euros y que por medio de un poder notarial que a varios miembros de "La Banda de los Festines" Don Patrocinio Herrero Zapatero les ha otorgado, actuando estos de mulas, han conseguido llevar a los bancos suizos en varias operaciones y que en sobres cerrados y lacrados te he entregado para que los guardes en la caja fuerte que en el lugar más recóndito de los sótanos de "La Casona" tengo instalada. En cada uno de ellos constan todos los datos del recorrido, que debían seguir hasta llegar a su destino, el recorrido de vuelta, todo ello debidamente detallado en mapas descargados de Google maps, que no cuestan dinero y son muy buenos, pues no me fio mucho de los sistemas GPS porque son caros y no te digo la pasta que cada dos por tres hay que pagar por actualizarlos, ya sabes el viejo dicho "lo que menos vale es lo que más caro cuesta". -¿Te recuerdo mi mayor máxima?- y el recibo de las cantidades ingresadas en cada una de las varias cuentas de que disponemos en bancos suizos. Siempre y fuera de los maletines llevan un buen fajo de billetes de color purpura por si hay que taparle la boca a alguien, como bien pudieran ser policías o agentes de aduanas, en todo caso, hasta ahora nadie ha tenido que soltar ni uno de ellos, a Dios gracias.

Bien, Don Zacarías –dije- si no va a enviar los correos y le parece bien podemos dar un paseo y ver de paso como llevan los gatos segadores la recolección de la cosecha.

## Políticos de quinta mano

Eso lo controlo al atardecer por las cantidades de grano que llevan a los almacenes, pero si te apetece y en lo que yo doy un vistazo al contenido del CD para ver casos de funcionarios expedientados puedes hacerlo tranquilamente, pues hoy la jornada que vamos a realizar va a ser poco productiva y estoy interesado en el trabajo que realiza un funcionario en una de sus jornadas laborales, pero volviendo a los ordenadores, ya verás la factura que el informático me pasa, ya sabes cómo actúan estos de la bata blanca a la hora de cobrar y menos mal que no es un técnico de lavadoras, esos te arruinan en un par de averías que una de ellas te dé.

No llevaba recorridos quinientos metros cuando oí las llamadas que Don Zacarías a voz en grito me daba para que lo esperase.

Una vez que me alcanzó me pregunto: que si uno de los porqueros psicólogos que para nosotros trabajan en el cuidado y amansando de los cerdos ibéricos con las charlas que les dan, se llama Don Jeremías Pelotari Tocador, con D.N.I. nº 07428755-+, al que conocemos con el alias "El Gran tocador de Pelotas" con domicilio en C/ Los Gatos Licenciados, nº 12, 1º B. Originario de aquí, de Gatola.

Si –le respondí- uno de los mejores porqueros psicólogos que el amigo de Don Patrocinio, J. Nuevo, nos recomendó, no le va a la zaga a ninguno de los demás, incluso le hace sombra a Eumeo, al que a menudo os referís como "el principal de los porqueros".

Hay que poner en conocimiento de Don Patrocinio y con la mayor discreción, que aparece en uno de los expedientes abiertos a funcionarios que trabajaban para el SACyL. Una vez que tengamos la completa seguridad de que es el mismo que consta entre los defendidos por el Letrado Sr. Mínguez y que de momento el SACyL lo tiene suspendido provisionalmente de sus funciones como telefonista, pues es la función que realizaba en uno de los Centros de Salud de Gatola, si es el mismo; lo requiero ante mí y en presencia tuya, así como de la de Don Patrocinio, todo con la máxima discreción, a primera hora de mañana para que nos explique cómo ha llegado a esa situación, pues visto el caso de Don

Patrocinio ante los tribunales, no me fío de la justicia, aunque en este caso el expediente disciplinario contra él abierto no ha concluido.

Una vez comprobado que los datos de filiación coinciden fielmente con los que constan en el expediente disciplinario y los aportados por él mismo en el contrato que con la empresa de explotación de cerdos ibéricos "El Encinar" tiene firmado, le he comunicado al regreso de sus trabajos con los gorrinos: que mañana queda relevado de sus quehaceres cotidianos y debe presentarse en la sala de video conferencias a primerísima hora del día y sin que nadie se entere, es decir, sobre esto quiero la más absoluta discreción, son órdenes dadas por Don Zacarías Moro Moro, quien me ha rogado que te las transmita y que, como es de esperar de uno de los mejores porqueros psicólogos que aquí desarrollan esta profesión, las cumplas.

Políticos de quinta mano

## Capitulo.-2

## En presencia de Don Zacarías.

A primera hora de la maña me he dirigido junto con Don Patrocinio y Don Zacarías a la sala de video conferencias, donde a la entrada de la misma ya se encontraba esperándonos el porquero psicólogo, Don Jeremías Pelotari Tocador. Portaba bajo su brazo, un porta folios bastante voluminoso.

A nuestra llegada a la entrada de la sala de video conferencias nos ha dado los buenos días y buenos días le hemos respondido con amabilidad y cortesía.

Una vez Don Zacarías ha abierto la puerta, hemos entrado los cuatro y tomado asiento alrededor de una mesa redonda y sin más preámbulos Don Zacarías le ha preguntado:

¿Es cierto tal y como consta en los archivos contenidos en un CD que se encontraba en una carpeta que el Letrado Sr. Mínguez perdió, que se le ha abierto un expediente disciplinario por unas faltas muy grave cometida en el Centro de Salud, en el que Usted trabajaba como telefonista y de momento ha sido suspendido de sus funciones de forma cautelar?

Respondió que sí, que era cierto, pero lo que en un principio consideraron como falta muy grave, ante las alegaciones que conforme a Derecho hice, ahora la consideran graves y tal y como vi el panorama contraté los servicios del reputado Jurista, el Letrado Sr. Mínguez, quien de momento ha puesto, con su buen saber hacer, al instructor nombrado por el gato que ocupa el cargo de Gerente de Área de Gatola, quien ha designado al gato técnico jurista Don Petróvich Mastuerzo, instructor del expediente que se me ha abierto, pero el Sr. Mínguez lo tiene, le repito, entre la espada y la pared por irregularidades cometidas en el expediente.

## Políticos de quinta mano

Don Zacarías le comentó que en el CD solamente hay una parte del expediente disciplinario que se le ha abierto –perdón por tutearle- el resto del expediente. ¿Sabes dónde se encuentra?

Si –respondió-

Te he tuteado –continuo Don Zacarías- para una mejor comprensión y además fomentar la confianza de unos con otros.

Don Jeremías Pelotari Tocador le contestó: En este porta folios que le entrego consta todo el expediente desde su inicio y con los folios debidamente numerados, que el instructor hace unos días me entregó, solamente queda que pida la pena correspondiente a la que con toda seguridad me van a condenar y que al final así fue, pero en opinión del Letrado Sr. Mínguez está lleno de irregularidades por lo que ya le ha pedido en un escrito dirigido al Sr. Instructor Don Petróvich Mastuerzo, que lo anule; entre otras causas por que según la Ley tiene un plazo determinado para concluirlo, plazo que a todas vistas no ha cumplido y además por indefensión, pues me interrogó en su día sobre una conversación telefónica mantenida con una chamán del Centro Coordinador para gatos del 112 de la Junta de Castilla y León, la chamán se identificó como doctorada en el gremio de los chamanes pero dudo que sea ni tan siquiera licenciada en chamanismo pues en su opinión, el dolor que una señora tenía en un dedo del pie, era debido a un cólico renal. Con arreglo a Derecho, mi abogado dice que se da indefensión, pues ahora me acusa además, de cosas que no tienen nada que ver con el interrogatorio al que fui sometido y por lo tanto no pude defenderme de las nuevas acusaciones que ahora me imputa.

Tomó la palabra Don Patrocinio Herrero Zapatero diciendo que deberíamos reunirnos de vez en cuando para ir examinando todo el contenido del expediente, pero en secreto y que nos acompañe para su examen el gato egipcio Akila, por si pudiera aportar algo para su esclarecimiento, pues todos sabemos que es un experto en descifrar jeroglíficos y escritura cuneiforme y además campeón mundial del juego conocido como senet. Desde ahora quedas relevado de tus obligaciones como porquero psicólogo, conservando tu salario hasta que este asunto se resuelva. De momento voy a ponerme en contacto con mi amigo J. Nuevo, pues ante el ingente aumento de cerdos que en "El Encinar" se ha dado, necesito que me seleccione un mínimo de veinte psicólogos que deberán cumplir los requisitos que con respecto a vosotros le exigí.

El examen del expediente –continuó- lo llevaremos a cabo por las mañanas, cuando los demás estén en sus quehaceres diarios, estaremos protegidos por uno de los miembros de "La Banda de los Festines", el que designe Don Zacarías que es quien mejor los conoce por haberlos instruido en diversas técnicas militares, tanto de ataque como de defensa, el gato elegido de entre la banda de los festines permanecerá armado hasta los dientes a la entrada de esta sala, con su correspondiente tirachinas, honda con sus correspondientes proyectiles y cerbatana con jeringas que contengan sedantes instantáneos para elefantes de más de tres mil kilogramos, estará situado por la parte de afuera de la puerta y esta permanecerá en todo momento cerrada con el fin de que nuestro protector no pueda oír nada. El examen del expediente lo comenzamos dentro de unos días y de lo que aquí se comente, el medio escribano que aquí se encuentra reunido con nosotros tomará las debidas notas fidedignamente.

Don Zacarías le preguntó que si el porta folios con todo su contenido lo podía guardar en la caja fuerte de la oficina para tenerlo a mano los días que se señalen para su estudio y examen, o mejor -dijo- que el medio escribano haga cinco copias de él en PDF, con el fin de que tengamos una para cada uno de los asistentes a su lectura, examen y comentarios correspondientes que de ellas hagamos. Ya ha indicado Don Patrocinio lo que el medio escribano debe realizar, quien para que no se pierda nada de lo que aquí se comente, solamente leerá las que le indiquemos y de todo lo que aquí acontezca tomará las notas correspondientes y hará un mínimo de dos copias de seguridad, por su trabajo desinteresado en este asunto y debido a la crisis que padecemos, no percibirá ningún emolumento o recompensa de ningún tipo, tampoco tendrá ni voz ni voto, a no ser que se le indique lo contrario en algunos de los temas del expediente. Ahora vamos a comernos una buena ración de ratones "coloraos", para saber tanto como ellos y ser listos en la resolución de este caso.

El porquero psicólogo dio su conformidad sobre el destino de la carpeta, a Don Zacarías, quien dio por terminada la reunión para todos. Hasta que José Luis -prosiguió- nombrado en su día medio escribano oficial en rigurosa exclusiva no tenga las cinco copias que necesitamos no volvemos a reunirnos y sobre esto, todos debemos guardar la debida reserva, es decir, fuera de aquí no se pueden hacer comentarios con respecto al expediente abierto a uno de nuestros mejores porqueros psicólogos.

Con la excusa de que tenía que atender a su sobrina Carmela y jugar con ella, Don Patrocinio fue el primero que se levantó y los demás hicimos otro tanto, cada uno a sus quehaceres. "El Gran tocador de Pelotas", al estar exento de trabajar hasta que analicemos el expediente en su totalidad, se ha encaminado al mesón restaurante "El Taurino". Irá a ahogar problemas con unos buenos vinos.

**Capítulo.-3**

**Informe previo al expediente.**

Una vez que hice las correspondientes copias del expediente instruido a Don Jeremías Pelotari Tocador, lo he puesto en conocimiento de Don Zacarías Moro Moro, quien se lo comunicó a Don Patrocinio Herrero Zapatero y al gran Akila con el fin de examinarlas y darles el visto bueno como que coincidían con el original.

Una vez examinadas y comprobada su coincidencia con el texto original, se le ha comunicado al porquero psicólogo que a las once horas de la mañana acudiera a la sala de video conferencias con el fin de empezar a examinar todo lo relacionado con el expediente que se le instruye.

Ha llegado inmediatamente después que el miembro de "La Banda de los Festines" seleccionado por Don Zacarías ocupara su puesto a la entrada de la sala de video conferencias con el fin de no dejar a nadie arrimarse a ella y pudiera oír nada de lo que allí se comentase.

Justo antes de que empezásemos a examinar el primero de los folios del expediente, Don Patrocinio ha recibido una llamada telefónica de su amigo J. Nuevo, en la cual le anunciaba que los veinte porqueros psicólogos que le había encargado contratar llegarían a "El Encinar" sobre las cinco de la tarde del día siguiente, es decir, mañana.

Una vez terminada la llamada se dio comienzo a la lectura del primer folio del expediente y cuyo contenido dice así:

JUNTA DE CASTILLA Y LEÓN

Consejería de Sanidad Gatuna.

Gerencia de Chamanes de Gatola.

## Políticos de quinta mano

Destinatario: Don Petróvich Mastuerzo.

Remitente: Gerencia de Chamanes de Gatola.

Asunto: Designación Instructor expediente disciplinario 1/2012.

Se remite Resolución de 21 de noviembre de 2012 del Gerente de Chamanes de Gatola. En la que se designa a Ud. Como instructor del expediente disciplinario que se le incoa a Don JEREMÍAS PELOTARI TOCADOR, telefonista con destino en uno de los Centros de Salud de Gatola.

Este expediente se tramitará con el n°     1/2012.

Deberá comunicar a la Gerencia de Chamanes la fecha de comienzo de las actuaciones.

Se adjunta el original de la información previa realizada, con toda la documentación de la misma.

EL GERENTE DE CHAMANES

Fdo. Político de Quinta Mano.

Dado que para la apertura de expediente disciplinario por falta grave o muy grave hay que designar obligatoriamente secretario/a –dijo el Gran Akila- sería conveniente leer la designación sobre que gato/a recayó el nombramiento.

Don Zacarías comentó que el nombre del firmante anterior posiblemente tuviera un apellido compuesto que seguiría a estos con los que ha firmado y que sería: Quinta Categoría, estos altos cargos son los que los políticos nombran, a dedo, para que resuelvan a su indicación a quien deben de dar por el culo y joderlo de todas las formas habidas y por haber, mientras, ellos a lo suyo, a rebañar las arcas públicas, ya que los políticos de Castilla y León no tienen sueldo oficial, sino comisiones muy abultadas por no hacer nada. ¡Qué comisiones se llevarían si hieran algo¡

Con el permiso de los reunidos –continuó Akila- paso a leer la designación de la secretaria, que DICE:

JUNTA DE CASTILLA Y LEÓN

Consejería de Sanidad Gatuna.

Gerencia de Chamanes de Gatola.

Destinatario: Doña Socorrista de Petróvich Mastuerzo.

Remitente: Gerencia de Chamanes de Gatola.

Asunto: Designación Secretaria expediente disciplinario 1/2012.

Se remite Resolución de 21 de noviembre de 2012 del Gerente de Chamanes de Gatola. En la que se designa a Ud. Como secretaria del expediente disciplinario que se le incoa a Don JEREMÍAS PELOTARI TOCADOR, telefonista con destino en uno de los Centros de Salud de Gatola.

Este expediente se tramitará con el nº 1/2012.

EL GERENTE DE CHAMANES

Fdo. Político de Quinta mano.

Hasta ahora todo normal –dijo Don Zacarías- mañana seguiremos leyendo y observando como es debido el expediente.

Políticos de quinta mano

## Capítulo.-4

## Orden de incoar expediente.

Al día siguiente y sin más preámbulos os dejo la nota, tomada en la sala de vídeo conferencias, por motivos que no vienen al caso no hubo tiempo para comentarios y que dice lo siguiente:

JUNTA DE CASTILLA Y LEÓN

Consejería de Sanidad Gatuna.

Gerencia de Chamanes de Gatola.

A propuesta de esta Gerencia de Salud Gatuna se ha tramitado una información previa (iniciada el 05-07-12 y finalizada el 27-09-12) a Don Jeremías Pelotari Tocador, telefonista de uno de los Centros de Salud de Gatola.

Se ha analizado el contenido de la información reservada, efectuada por el funcionario instructor de esta Gerencia de Salud Gatuna, en la que después del análisis y valoración de los hechos denunciados, se concluye que pueden haberse cometido tres presuntas faltas disciplinarias, conforme se indica en las conclusiones (desobediencia notoria o manifiesta a las órdenes o instrucciones de un superior directo, mediato o inmediato, emitidas por este en el ejercicio de sus funciones; notorio incumplimiento de sus funciones o de las normas reguladoras del funcionamiento de los servicios y la grave desconsideración con los superiores, compañeros, subordinados o usuarios).

Consecuentemente, esta Gerencia de Chamanes, de conformidad con las competencias atribuidas por el Decreto 287/2001, de 13 de diciembre, por el que se aprueba el Reglamento de la Gerencia

## Políticos de quinta mano

Regional de Salud Gatuna de Castilla y León, sobre delegación de competencia en materia de recursos gatunos (RRGG) en diversos órganos del Organismo Autónomo, (BOCyL n° 167 de 29-08).

### RESUELVE

1.- Incoar expediente disciplinario a Don Jeremías Pelotari Tocador, telefonista destinado en uno de los Centros de Salud para gatos de Gatola.

2.- Designar instructor del referido expediente a Don Petróvich Mastuerzo y secretaria a Doña Socorrista de Petróvich Mastuerzo, ambos, gatos funcionarios adscritos a esta Gerencia de Salud para Gatos.

3.- Dado el vinculo administrativo de D. Jeremías Pelotari Tocador, el expediente disciplinario se sustanciará al amparo de lo dispuesto en los artículos 93 y siguientes de la Ley 7/2007 de doce de abril, del Estatuto Básico del Empleado Público Gatuno, artículos 70 y ss. de la Ley 55/2003 de 16 de diciembre del Estatuto Marco del Personal Estatutario Gatuno de los servicios de salud, en los artículos 70 y 22 de la Ley 2/2007, de 7 de marzo, del Estatuto Jurídico del Personal Gatuno de Salud de Castilla y León, en los artículos 80 y siguientes de la Ley 7/2005, de 24 de mayo de la Función Pública de Castilla y León en materia de Gatos, así como el Real Decreto 33/1986, de 10 de enero, que aprueba el Reglamento de Régimen Disciplinario de los Gatos Funcionarios de la administración del Estado.

La presente resolución será notificada al Instructor y a la Secretaria del expediente. El Instructor deberá comunicársela al expedientado Don Jeremías Pelotari Tocador, previa constancia de su recepción y a los efectos oportunos.

Gatola, a 22 de noviembre de 2012.

EL GERENTE REGIONAL DE SALUD GATUNA.

## José Luis Martín Gómez

(Delegación de competencias: Resolución de 15-07-2008. BOCyL n° 167 de 29-08)

EL GERENTE DE SALUD DE ÁREA GATUNA.

Fdo.: Político de Quinta mano.

Una vez terminada la anterior lectura, Don Zacarías me ordenó que descargase de internet todas la Leyes que en el documento se citan, encargándome al menos cuatro copias de cada una de ellas para poder consultarlas en cualquier momento en que sea necesario.

Don Patrocinio nos comunicó que por hoy no se leería más en relación con el expediente, pues tenía que arreglar unos flecos pendientes con una de las gatas de la más alta alcurnia y de las mejores de sus clientas, una veinteañera a la que ya le había tomado las correspondientes medidas de las patas varías veces, pero seguía empeñada en que no se encontraba bien calzada y son gatas que si te adaptas a sus caprichos, en un par de botas, te dejan un beneficio de cuatro mil euros o más. Así –continuó- son de caprichosas, pero para eso me tienen a mí, para complacerlas en el detalle más insignificante, lo que estoy sospechando es que lo que verdaderamente desea es que la calce a cuatro patas, perdón quise decir de las cuatro patas, no me mal interpreten, que a mi edad no estoy para esos trotes.

Hoy, y como J. Nuevo había anunciado, a las cinco de la tarde han llegado los veinte porqueros psicólogos que Don Patrocinio ha contratado, cada uno de ellos con su debida carta de presentación, a los que Don Zacarías recibió con la debida cortesía, ordenó de inmediato, a las gatas del servicio doméstico que se les diera alojamiento en "La Casona", tal y como corresponde a los de su digno oficio, un saco de piensos de la marca "Faisán" y dirigiéndose a los porqueros psicólogos, les ordenó que como mínimo comieran cada uno tres bolas de los afamados piensos y que posteriormente, a las 00 horas, se presentasen ante él para encargarles el primero de sus trabajos, hasta entonces podían descansar para recuperarse convenientemente del viaje realizado y de las duras pruebas que

## Políticos de quinta mano

habían tenido que soportar por parte de J. Nuevo para optar al puesto de trabajo que desde ahora van a desempeñar.

**Capitulo.-5**

**La caza de los Gamusinos.**

Ya anochecido, una de las gatas del servicio doméstico, abrió la puerta del garaje donde Don Patrocinio guarda su coche y al momento salió en este, acompañado de la gata veinteañera con la cual, desde aproximadamente las doce de la mañana, se retiró a sus aposentos con el fin de tomarle las medidas adecuadamente para fabricarle unas botas artesanales, el proceso que emplea desde el principio hasta el final, es totalmente manual, incluido está en él la toma de medidas, la cual, como uno de los mejores artesanos en su especialidad la realiza en jemes, con el fin de no desvirtuar el proceso .

Al llegar a nuestra altura ha detenido su coche, ha bajado el cristal de la ventanilla y nos ha dicho que se marchaba un mínimo de una semana a la costa con la gata veinteañera, pues el problema de que las últimas botas que le fabriqué le rozaran un mínimo casi imperceptible, era debido a que a última hora de la tarde las patas se le inflamaban un poco y que pensaba que, caminando descalza durante unos días por la arena de la playa, esa pequeñísima inflamación se le corregiría definitivamente. Esto ya me ha ocurrido con unas cuantas de mis clientas y es la mejor solución que para este problemilla de tan poca importancia he encontrado, así les evito que tengan que acudir a curanderos o chamanes especialistas en este tipo de inflamación. En cuanto al examen del expediente podéis continuar sin mí, pues es un asunto de vital importancia y que hay que resolver de la forma más rápida posible, pues puede darse el caso que con una semana caminando por la arena de la playa no termine de curarse del todo y necesite unos días más para que la cura sea definitiva.

Sin más, aceleró de tal forma su potente vehículo que dejó tras de él una polvareda impresionante y en un momento desapareció por la entrada principal de "El Encinar".

## Políticos de quinta mano

Una vez que la polvareda se asentó y el ambiente quedó despejado de polvo, he acompañado a Don Zacarías a la nave donde tiene apilados los sacos de piensos y enormes cantidades de latas de sardinas que hace ya más de un mes compró y de las cuales hemos ido dando buena cuenta en días muy señalados. Como buen amante de la economía, los sacos vacios y todo lo que sea susceptible de reciclar lo tiene almacenado al fondo de esta nave. Con lo que obtiene de las ventas del material reciclable ya nos ha invitado varias veces a una buena comida en el mesón restaurante "El Taurino", también es cierto que en la recogida del material reciclable cooperamos todos desinteresadamente, con el fin de que la explotación de cerdos ibéricos no esté contaminada. Hemos recogido veintidós latas vacías de un tamaño de unos veinte centímetros de diámetro y cuarenta y dos sacos de los destinados para el reciclaje, todo ello lo hemos llevado al descampado que frente a la casona solariega hay y hemos esperado hasta que los veinte porqueros psicólogos novatos han bajado como les ordenó Don Zacarías con el fin de realizar su primer trabajo en su nueva y digna profesión.

Estaban a punto de ser las doce de la noche, cuando aparecieron los novatos con cara de alegría, pues tal y como está el asunto del trabajo hoy en día, no era para menos.

Don Zacarías les ordenó que escucharan con atención lo que tenía que explicarles, para ello formaron un grupo frente a nosotros dos y lo primero que les preguntó fue: ¿Cuántos de vosotros son expertos en la caza de gamusinos?

Respondieron dos de ellos, con una sonrisa de oreja a oreja, que ellos ya habían participado en una ocasión en la caza de ellos y que jamás en su vida habían vuelto a saborear una carne tan exquisita como la de gamusinos asados.

Bien, entonces y como expertos en la materia –dijo Don Zacarías- poneros al lado de José Luis y de mí, pues vosotros no necesitáis ningún tipo de explicación con respecto a cómo cazar a tan escurridizo y pequeño animal.

Estos dos se pusieron a nuestro lado y por indicación de Don Zacarías les explicaron el proceso de la caza de los escurridizos gamusinos al resto de sus compañeros, haciendo un énfasis especial en la dificultad de su caza y les alertaron que sobre todo lo demás destacaba el sabor tan especial que la carne de estos tiene una vez asados, carne que deberíais agradecer a Don Zacarías de forma especial, pues posiblemente esta sea la única vez que la disfrutéis en toda vuestra vida.

Esta caza tan especial -prosiguió Don Zacarías- consiste en mantener el saco que ahora os voy a proporcionar permanentemente abierto durante toda la noche, al mismo tiempo hay que realizar otras dos operaciones que son imprescindibles, para que esta caza tan especial, dé el resultado adecuado.

De nuevo tomó la palabra uno de los novatos experto en este tipo de cacerías y les explicó que como ya les había indicado Don Zacarías, además, tenían que estar golpeando una lata de estas que aquí veo y que supongo que hay las justas, una para cada uno de los veintidós que en la cacería vamos a participar, de forma continuada con un palo, pero veo que a Don Zacarías se le ha olvidado traerlos.

No hay que preocuparse de los palos –dijo Don Zacarías- pues un poco más adelante hay montones de ellos, provenientes de las podas a las que estamos sometiendo a las encinas y que pasaremos al lado de ellos, pues se encuentran en la dirección que debemos tomar para realizar la cacería y donde nos proveeremos de ellos.

Se les ha olvidado tanto a Don Zacarías como a nuestro compañero –dijo el otro novato- que en lo que mantenemos el saco abierto y golpeamos de forma continuada la lata hay que permanecer cantando de forma constante una canción que tiene solamente un estribillo y que os lo canto ahora para que lo aprendáis y que como ya se os ha indicado hay que cantarlo continuamente, el estribillo es el siguiente: "Uno, dos, tres, cuatro, gamusino al saco", este estribillo lo vais a cantar ahora, lo más alto posible que podáis, tres o cuatro veces seguidas con el fin de que lo llevéis aprendido correctamente y que en lo que dure la cacería lo haréis de la forma más alta que vuestros gaznates os permitan, sin olvidaros que debéis hacerlo de forma continua, como así haremos los demás y que ya somos expertos en la materia del gamusino. Nos distribuiremos de tal forma que estaremos entre doscientos o doscientos cincuenta metros unos de otros, para poder abarcar la mayor extensión posible. Los que nunca han participado en este tipo de cacería formarán una línea delante de los que ya somos expertos, que permaneceremos sobre unos quinientos metros detrás de los novatos, con el fin de cazar a los más escurridizos, que ya de por sí lo son todos y además os advierto que son de pequeño tamaño y que de noche son prácticamente invisibles.

Una vez dadas las explicaciones anteriores y cantado el estribillo varias veces, cada uno de los novatos cogió un saco y una lata y los expertos nos llevamos un total de dieciocho sacos y la correspondiente lata, sin más nos dirigimos a la cacería y al pasar por los montones de leña, cada uno cogimos un palo del tamaño adecuado para golpear la lata adecuadamente.

Al cabo de unos cincuenta minutos de caminar llegamos al montón de piedras, que en su día el Gran Akila había juntado al despedregar la parte de tierra que Don Zacarías le expropió con el fin de plantar las semillas que el Chamán que la ministra Doña Ana Mato le envió a Don Zacarías en el Suzuki que su marido le había regalado y pasados unos seiscientos metros aproximadamente del montón de piedras, en un teso enorme distribuimos a los novatos a la distancia acordada, en el mismo momento en que cada uno ocupaba su puesto, inmediatamente abría el saco en la forma en que Don Zacarías explicó al primero de ellos en el momento de ocupar el puesto designado y que no era otra que con las patas traseras separadas una de la otra unos veinte centímetros, pisaba la parte interior de este, con el fin de mantener la parte exterior del saco en contacto contra el suelo y con una de las patas delanteras levantaba la otra parte del saco, formando así una especie de triangulo en la abertura del saco, por la cual los gamusinos se irían introduciendo en este y de esta forma quedaban aprisionados en su interior, con la otra pata tocaba fuertemente la lata de sardinas con el palo que en uno de los montones de leña se había procurado y al mismo tiempo cantaba, a viva voz, el estribillo que el compañero experto les había enseñado.

Una vez que todos estuvieron distribuidos de la forma acordada, los dos porqueros psicólogos, ya expertos en la cacería de gamusinos, Don Zacarías y yo retrocedimos hasta el montón de piedras formado por Akila e inmediatamente comenzamos a meter unos tres kilos de ellas en cada uno de los dieciocho sacos de los que íbamos provistos, no metimos más peso en los sacos por que nos faltaron piedras para ello.

Una vez que acabamos con el montón de piedras, Don Zacarías quedó satisfecho, pues nos comunicó que se había ahorrado una buena cantidad de euros, pues de esta forma no ha tenido que alquilar una furgoneta de buen tamaño para deshacerse de ellas. Acto seguido nos tumbamos en el suelo con la idea de dormir hasta el amanecer, lo cual no pudimos hacer, pues además de la fuerte voz con la que los novatos en la caza de gamusinos cantaban el estribillo, uno de los tesos que en frente del que los dejamos hay, producía un eco tan impresionante, que por todo "El Encinar" se escuchaba el sonido que las latas al ser golpeadas producían y aún mejor se podía escuchar: Uno, dos, tres, cuatro, gamusino al saco.

Una vez que amaneció nos dirigimos al alto cerro donde los dejamos y Don Zacarías les dijo que la cacería había terminado y que regresábamos de nuevo a La Casona, hizo como que se enfadaba con ellos porque una vez revisados los sacos no habían cazado ni uno solo y al llegar donde teníamos los sacos con las piedras, los cuales habíamos cerrado convenientemente con cuerdas plastificadas de las que se emplean para atar las pacas y de las que Don Zacarías va siempre bien provisto cuando sale al campo, les rogó que puesto que no habían cazado ni un solo gamusino, al menos llevasen a sus espaldas los que nosotros habíamos cazado, cargando cada uno de ellos con su correspondiente saco de piedras, al tiempo que Don Zacarías les decía que al menos de esta forma se ganarían el sueldo que no habían conseguido en la cacería.

## Políticos de quinta mano

Una vez que llegamos a La Casona les ordenó que cada saco que portaban los depositaran junto a diferentes encinas, uno en cada una de ellas, que nos acompañasen a un copioso desayuno, para posteriormente darse una esmerada limpieza y a dormir hasta mañana a primera hora de la mañana, pues falta os hace por la noche de cacería que habéis pasado, pero antes poned las latas de sardinas junto a las nuestras y los palos en los montones de leña.

En lo que estábamos desayunando comenzaron a llegar algunos de "La banda de los festines" con cara de sueño y preguntaban a Don Zacarías que quienes eran los nuevos expertos en la caza de gamusinos, al mismo tiempo le decían que la próxima cacería que realizase, sería conveniente realizarla en la parte más alejada del encinar, con el fin de que los demás podamos dormir de forma adecuada.

A lo que Don Zacarías les contestaba que si no se enteran los demás de que hay cacería de gamusinos, es como si no se hubiera realizado, ahí es donde está el "secreto" de la caza del gamusino.

Al terminar de desayunar y antes de irnos a dormir nosotros dejamos los sacos vacios de los que éramos portadores y las latas de sardinas, en la nave donde se guardan para su reciclaje.

**Capítulo.-6**

**La jornada de un funcionario.**

Al día siguiente a la cacería de los gamusinos -Don Zacarías- ordenó a los porqueros psicólogos novatos, que aunque no ponía en tela de juicio su adecuada preparación para el desempeño de su trabajo, sería conveniente que os distribuyerais con los que ya llevan dando charlas a los gorrinos, con el fin de que al lado de ellos adquiráis experiencia, pues esta siempre es un grado más para el desempeño de vuestras funciones, creo que con un mínimo de un par de días o tres a lo sumo, desempeñaréis vuestras labores como es debido y así comenzaron su nuevo oficio.

Sobre las diez de la mañana nos hemos reunido en la sala de video conferencias para seguir estudiando el asunto de Jeremías Pelotari, con el fin de ir avanzando debidamente en su estudio.

Cuando hemos llegado a ella, ya estaba el Gran Akila repasando lo leído hasta ahora junto con Jeremías y el perteneciente a "La Banda de los Festines", ocupaba su lugar correspondiente.

Le he preguntado a Don Zacarías por el vigilante y me ha dicho que es de absoluta confianza y un gato muy noble, de los que cumplen a rajatabla lo de ver, oír y callar, fue el que el día de la matanza del cerdo de Don Kerkus actuó de "rabillador" y descendiente directo de uno de los más antiguos "Monteiros da Choca" de la extinta Casa Real Portuguesa.

Sin más, el Gran Akila comenzó a leer el folio correspondiente de los entregados al expedentado Jeremías Pelotari Tocador y yo como medio cronista oficial he tomado fielmente nota de lo que en él consta, la nota tomada DICE:

Don Petróvich Mastuerzo, técnico jurídico de la Gerencia de Salud Gatuna de Gatola, nombrado por el Gerente de Área Gatuna de Gatola, de conformidad con lo establecido en el Decreto 287/2001, de 13 de diciembre, por el que se aprueba el Reglamento de la Gerencia Regional de Salud Gatuna, y en la resolución de 15 de julio de 2008, de la Gerencia Regional de Salud Gatuna, sobre delegación de competencias en materia de recursos gatunos a diversos Órganos del Organismo Autónomo (BOCyL, Nº 16, DE 29-8), Instructor para llevar a cabo el expediente disciplinario ordenado instruir a Don Jeremías Pelotari Tocador, telefonista de uno de los Centros de Salud Gatuna de Gatola.

CERTIFICA: Que no existiendo causa de abstención de las previstas en el artículo 28 de la Ley 30/921, de 26 noviembre, con independencia de la posible discrepancia que en cuanto al nombramiento pueda existir, por no entenderlo conforme al contenido funcional de su puesto de trabajo, con la citada salvedad, acepto el cargo que se me ha conferido y la actuación como Secretaria de Doña Socorrista de Petróvich Mastuerzo, quien después de comparecer a mi presencia y enterada de la comisión que se le confía, promete cumplirla bien y fielmente, al no estar afectada por causa de abstención, firmando ambos en prueba de mutua conformidad y de constitución de órgano instructor, comenzando las actuaciones en el día de hoy, lunes 26 de noviembre de dos mil doce.

EL INSTRUCTOR

Fdo.: Don Petróvich Mastuerzo

LA SECRETARIA

Fdo.: Socorrista de Mastuerzo

Si todas las lecturas ocupan este espacio -dijo Don Zacarías- hay que leer un mínimo de tres al día, que vea Don Patrocinio a su vuelta que velamos por sus intereses aún no estando él presente. Así que Akila lee otras dos, que veo que el medio escribano está con ganas de cumplir fielmente su misión, al igual que el instructor y la secretaria del expediente. Como Akila comenzó otra lectura no me quedó más remedio que tomar la correspondiente nota, esta que a continuación consta y que dice:

**PROVIDENCIA:**

Incorpórese al expediente la documentación remitida por la Gerencia de Salud Gatuna del área de Gatola por oficio de 22 de noviembre, a la que se acompaña la orden de incoación de expediente disciplinario al telefonista de uno de los Centros de Salud Gatuna de Gatola, nombramiento de Instructor y Secretaria, así como copia testimoniada de la documentación referente a la información previa que acompaña la propuesta de expediente, realizada por el Inspector de servicios Don Sam Casablanca Falsificador, documentación que ha sido remitida sin foliar.

Así se acuerda por el Instructor, en Gatola, a veintiséis de noviembre de dos mil doce.

EL INSTRUCTOR

Fdo.: Petróvich Mastuerzo

LA SECRETARIA

Fdo.: Socorrista de Mastuerzo

DILIGENCIA: En cumplimiento de la providencia anterior, se procede a incorporar al expediente la documentación arriba mencionada, figurando a los folios inmediatos siguientes. Misma fecha. Doy fe.

LA SECRETARIA

Fdo.: Socorrista de Mastuerzo

Paso a leer la siguiente dijo Akila, pues esto no tiene nada sobre lo que reflexionar, es el trabajo digno y rápido que a estos dos les ha sido asignado por parte de Don Político de QUINTA MANO.

## Políticos de quinta mano

Vamos allá –dije– dispuesto estoy.

Esta es la última de hoy –dijo Don Zacarías– de tres en tres al día, antes de que nos demos cuenta liquidamos el asunto.

La tercera dice:

**PROVIDENCIA:**

Comuníquese a la Gerencia de Salud Gatuna de Área de Gatola, con la salvedad hecha constar en el acto de constitución del órgano instructor, la aceptación del expediente disciplinario 1/2012, ordenado instruir a Don Jeremías PELOTARI TOCADOR, telefonista de uno de los Centros de Salud Gatuna de Gatola, incorporándose copia de dicha comunicación al folio inmediato siguiente.

Devuélvase asimismo a la Gerencia de Área Gatuna de Gatola la documentación relativa a la información reservada, al no estar foliada, a fin de que foliada por quien corresponda se devuelva al órgano instructor, quedando en el expediente copia testimoniada de la documentación devuelta.

Así se acuerda por el instructor en Gatola, a veintiséis de noviembre de dos mil doce.

EL INSTRUCTOR

Fdo.: Don Petróvich Mastuerzo

LA SECRETARIA,

Fdo.: Socorrista de Mastuerzo

DILIGENCIA: La extiendo yo, la Secretaria, para hacer constar que en cumplimiento de la anterior providencia se da curso a la notificación indicada, cuya copia se une al presente procedimiento al folio inmediato siguiente. Misma fecha. Doy fe

LA SECRETARIA

Fdo.: Socorrista de Mastuerzo

Hoy dejamos este asunto -dijo Don Zacarías- tengo un pequeño dolor de cabeza, que me dura desde la noche en que estuvimos cazando los gamusinos, proveniente del ruido de las latas y de tanto estribillo cantado.
Un momento Don Zacarías -dijo el Gran Akila- os tenía y os tengo por un gato más duro que el pedernal. ¿Es que por un pequeño dolor de cabeza vais a dejar de avanzar en este tema con el fin de esclarecerlo de forma inmediata?
Os he dicho que el dolor de cabeza era leve con el fin de no preocuparos, pero dicha sea toda la verdad, tengo tal dolor de cabeza que es insoportable, pero con el fin de que podamos avanzar de forma adecuada en este asunto, voy a mandar al "rabillador" que se acerque a La Casona y encargue a una de las gatas cocineras que prepare un par de tortillas de aspirinas, que se espere a que terminen de cocinarlas y me las traiga acompañadas de una docena de botellas del vino que recientemente he adquirido, un reserva del 98, adquirido a muy buen precio y cuatro copas con el fin de que lo catéis y opinéis sobre sus características, a ver qué opinión me dais de él.
Pasados unos quince minutos llegó el "rabillador" con lo encargado para aliviar el fortísimo dolor de cabeza que Don Zacarías tenía, pero este no empezó con las tortillas de aspirinas, sino que de un primer viaje y tras descorchar una de las botellas, se atizó en un momento tres copas de él, bien colmadas, esperó dos o tres minutos a que hicieran el efecto correspondiente y nos dijo: El dolor comienza a ceder, ir comiendo las tortillas, antes de que os entre dolor de cabeza, como previsión, pues pienso que no las voy a necesitar, al mismo tiempo que nos escanciaba una copa de vino a cada uno de nosotros con el fin de que opinásemos sobre la calidad, aromas y cuerpo de la partida de vino que recientemente había

adquirido. Ni tiempo nos dio a catarlo, pues ya estaba ordenando al Gran Akila que reanudase la lectura, pero este se hizo el sordo y de esta forma pudimos beber la copa de vino que nos había servido y empezar con las tortillas, pues en opinión de Don Zacarías, "más vale prevenir que curar", a mí me ordenó que copiase fielmente lo que Akila leyese.

Una vez que nos atizamos otra copa de vino y dejamos las tortillas temblando, Akila comenzó a leer y yo a tomar las correspondientes notas. Esto que sigue es lo leído y dice:

JUNTA DE CASTILLA Y LEÓN.

Consejería de Sanidad Gatuna.

Gerencia de Salud Gatuna del Área de Gatola.

NOTA INTERIOR.

Fecha: 26 de noviembre de 2012.

Destinatario: Gerencia de Salud Gatuna de área.

Asunto: Constitución órgano Instructor y devolución documentación para subsanación.

En cumplimiento de lo acordado por providencia de 26 de noviembre de 2012, del órgano instructor del expediente disciplinario 1/2012, damos traslado a esa Gerencia de la constitución del órgano instructor del expediente indicado, acordado incoar al telefonista de uno de los Centros de Salud Gatuna de Gatola, Don JEREMÍAS PELOTARI TOCADOR, procediendo a la devolución de la documentación remitida, referida a la información reservada practicada, a efectos de que debidamente foliada sea devuelta a este órgano instructor para continuar con la instrucción del expediente.

EL INSTRUCTOR

Fdo.: Petróvich Mastuerzo

## José Luis Martín Gómez

Un momento- dijo Akila- aún queda la última con fecha del 26 de noviembre del 2012, para que luego las malas lenguas digan que los funcionarios no trabajan, aquí vamos a dejar constancia de todo lo contrario y sobre todo toma nota, pero una nota muy especial, toda ella en minúscula y en letra grande, para que todos se enteren de esto que voy a leerte de la nota anterior que aunque está fechada el día 26 de noviembre del dos mil doce, en la parte inferior de la misma hay un recibí firmado y pone:

Recibí: 20 de abril de 2010 y al lado la correspondiente firma.

Esto nos viene a demostrar que no solamente trabajan a destajo, nos demuestran además la rapidez con la que lo hacen, casi dos años antes de escribir un documento en esa Gerencia de Salud para nuestros congéneres ya lo ha recibido el destinatario, a esto se le llama rapidez y efectividad, dejadme mirar que dice Wikipedia con respecto a esto, según Wikipedia: "Este comportamiento realizado por estos funcionarios, invalida todas las formulas de la física que traten sobre asuntos de velocidades y aquí comprobamos, que en esta Gerencia Gatuna se mueven a más velocidad que para la luz calculó Albert Einstein y que en física se representa con la letra C, proveniente de la palabra latina "celéritas", en español celeridad, rapidez.

Si la información pudiera viajar más rápida que C en un marco de referencia, la casualidad sería violada en otros marcos de referencia, pues la información ha sido recibida antes de ser mandada, algo que hasta ahora ignorábamos que se hubiera dado en el universo".

Voy con la última lectura...

Un momento -dijo Don Zacarías- y se atizó otras tres copas de reserva, acto seguido, nos invito a terminar con las tortillas de aspirinas y apoyó la cabeza sobre la mesa por unos instantes y al levantarla bufó de tal manera que creíamos que el dolor se había convertido en migraña crónica, cosa que nos desmintió al hacer el siguiente comentario: estas cosas en cuanto a la rapidez con la que actúan, me calientan más que a Don Patrocinio la veinteañera con la que se ha ido a la playa, mejor lee la última nota escrita con fecha del 26 de noviembre del 2012, pero antes mira en la parte inferior para ver que pone.

Pues pone lo mismo Don Zacarías, vea, vea la fecha del recibí Usted mismo, cópiala escribano y en el mismo tamaño de letra.

Simplemente me limito a copiarla –dije- estos son más rápidos que los de hacienda a la hora de cobrar a las PYMES, pero que no son tan rápidos a la hora de controlar lo que evaden los Urdangarines y Bárcenas de turno. Esto es lo que pone:

Recibí: 20 de abril de 2010 con la correspondiente firma.

Termina de leer la nota Akila -ordenó Don Zacarías- que entre los novatos con los canticos de la otra noche, el ruido de las latas de sardinas y estas velocidades terminarán conmigo desintegrado.

Akila comenzó a leer la nota en la cual consta lo siguiente:

JUNTA DE CASTILLA Y LEÓN

Consejería de Sanidad Gatuna

Gerencia de Salud Gatuna del área de Gatola

NOTA INTERIOR

Fecha 26 de…

Eso ya lo sabemos de memoria –dijo Don Zacarías- lee el meollo de la cuestión.

En cumplimiento de lo acordado por providencia de esta fecha, comunicamos a esa Gerencia de Área Gatuna QUE EN EL DÍA DE HOY COMIENZAN LAS ACTUACIONES EN EL EXPEDIENTE DISCIPLINARIO 1/2012, ordenado instruir al telefonista Don JEREMÍAS PELOTARI TOCADOR.

## José Luis Martín Gómez

### EL INSTRUCTOR

Fdo.: Don Petróvich Mastuerzo.

Vámonos dije yo, que tengo que hacer muchas anotaciones contables relacionadas con esta explotación de gorrinos, cereales recogidos, de los corderos y por si fuera poco la contabilidad de las zapaterías de Don PATROCINIO.

Un momento -dijo Don Zacarías- hasta que no regrese mi amigo y socio Patrocinio, las lecturas quedan suspendidas, pues estas irregularidades, si no las ve el mismo no se las cree, aunque se lo juremos con las cuatro patas puestas encima de la Santa Biblia escrita en verso, que es la forma en que juramos los de nuestra especie, y de paso ordenó a Jeremías que hasta nueva orden se reincorporase a su trabajo con los ibéricos y ordenó al "rabillador" que tenía que permanecer acompañando a Jeremías en las labores que este desempeña diariamente, pues este pobre gato debe estar preocupado con este asunto y no quiero que esté solo por miedo a que termine suicidándose.

Sabéis —continuó- que mi abuela a menudo me repetía: "Hijo, que Dios te libre de la jornada de un vago". Pues así funcionan los funcionarios, un día mucho y seis o siete nada y sino, al tiempo, ya lo iremos comprobando en este asunto.

Pienso que el vino había hecho los efectos correspondientes en Don Zacarías, pues me dijo que enviase una carta al Órgano Instructor del expediente en la que les comunicase: Que para "órganos", el suyo propio, al que no iguala ni el rabo de La Pantera Rosa.

Mañana parto de viaje por tres días para asuntos de negocios ya que con tanto espionaje, ni se pueden hacer por teléfono ni por correo electrónico, solamente se deben hacer hablando personalmente con la persona adecuada, así es que tú —dirigiéndose a mí- quedas al frente de todo y no cometas imprudencias.

Políticos de quinta mano

**Capítulo.-7**

**Don Zacarías a su regreso.**

Puntual como siempre y siguiendo sus costumbres, Don Zacarías está de vuelta de su viaje de negocios, ha llegado en taxis y porta un maletín de cuero, de piel de Ubrique de mediano tamaño, que según me comentó había adquirido en una tienda de una reputación intachable y de la más absoluta confianza y añadió que la piel de Ubrique no es de ningún animal que se llame Ubrique, es la calidad de los artesanos de esa ciudad curtiendo pieles en las tenerías y en el gran acabado en sus productos artesanales, por lo que se la denomina así, se aproxima bastante al curtido que Don Patrocinio da a sus pieles para botas, pero no llega a alcanzar la calidad que nuestro amigo da a sus curtidos, es una lástima que no fabrique algún maletín para sus mejores amigos, pero lo suyo ya sabes que es, calzar gatas de la más alta alcurnia y después de lo visto con la veinteañera, creo y no me equivoco que las calza de al menos dos estilos o formas, no solamente de botas. Me entregó el maletín para que de forma inmediata lo guardase en la caja fuerte de mi oficina, además me entregó las facturas de todo lo gastado en el viaje, advirtiéndome que tuviera gran cuidado y le diera buen trato al maletín, en él –dijo- consta todo lo relacionado con los contratos verbales que he realizado con diversos clientes y proveedores de la explotación de cerdos ibéricos y ovejas merinas de "El Encinar".

Don Zacarías –dije- cómo puede constar algo en el maletín con respecto a los contratos si son verbales.

Eso es lo que tú opinas, pero yo opino lo contrario y te ruego que lo guardes cuanto antes en la caja fuerte y cuidado con las facturas, no vayas a extraviar alguna de ellas y tenga que responder de ella con mis propios cuartos.

Entramos los dos en la sala de video conferencias y en el momento en que me disponía a cerrar la caja fuerte me ordenó que sacara, del porta folios de Jeremías las dos siguientes lecturas con el fin de avanzar un mínimo en este asunto.

Provisto de los dos folios que seguían a los que ya hemos revisado y de los cuales he hecho una transcripción fidedigna, me he sentado junto a él y ha comenzado a leerlos de forma inmediata, tal es que si me descuido un poco no puedo transcribirlos, que con el fin de estudiar convenientemente el expediente, estamos repasando. Tuve suerte pues interrumpió la lectura para decirme:

De lo que hoy veamos haces cuatro copias, para que los demás que junto a nosotros suelen estar en este estudio y revisión del expediente, dispongan de una de ellas.

Sin más comenzó a leer.

PROVIDENCIA:

Incorpórese al expediente la documentación relativa a la información reservada practicada al telefonista de uno de los Centros de Salud Gatuna de Gatola, D. JEREMÍAS PELOTARI TOCADOR, que debidamente foliada, constando de 55 folios, ha sido devuelta por la Gerencia de Área de Gatola con nota en la que se informa a este órgano instructor del error en la numeración del presente expediente, que no es el 1/2012, sino el 3/2012 e incorporada que sea, aquí hizo un inciso y dijo: se nota que a Jeremías le "tienen ganas", querían joderlo al primero y ya han jodido a dos antes, así es la velocidad con la que actúan o mejor dicho rapidez, como ya ha quedado demostrado.

Continuó leyendo… notifíquese a Don Jeremías PELOTARI TOCADOR, para su conocimiento y efectos oportunos, el acuerdo del Gerente de Salud Gatuna de Área de Gatola, de 22 de noviembre de 2012, por el que se incoa expediente disciplinario con el número 3/2012, por los hechos señalados en la información previa realizada por el inspector de servicios, iniciada el 5 de julio y finalizada el 27 de septiembre de 2012, dándole traslado igualmente de dicha información previa, comunicándole el nombre del instructor y la secretaria miembros/as del órgano instructor, y haciéndole constar... un momento que dice el Sr MASTUERZO (miembros/as), este debe de ser pariente de la ex ministra de Zapatero... que con fecha de hoy se inician las pertinentes actuaciones, citándole para que comparezca ante este órgano instructor el próximo día 20 de diciembre de 2012 a las 12 horas. Todo lo cual se le remitirá por correo con acuse de recibo.

Tiene razón Don Zacarías -dije- qué "ganas le tienen" a Jeremías, lo cita el Sr MASTUERZO el día 20 del 12 de 2012, justo un día antes que según el calendario Maya se acabe el mundo, previsto por este calendario para el 21/12/2012, no quieren que Don Jeremías se les escape, está claro. Puede seguir leyendo.

Dese TRASLADO DE DICHA CITACIÓN a La Gerencia de Atención Primaria para Gatos, a los efectos oportunos.

Dese traslado a la Gerencia de Área Gatuna de Gatola del comienzo de las actuaciones, advirtiendo del error en la comunicación de comienzo de actuaciones cursada a dicha Gerencia el pasado día 26 de noviembre de 2012.

Deja aquí la siguiente nota: "LAS PRISAS, PARA NADA SON BUENAS" y observa que tanto trabajo el día 26 de noviembre de 2012, para el Sr. Mastuerzo y para la secretaria que es su Sra. Socorrista, en mi opinión el cerebro de estos dos no da para tanto esfuerzo, es decir, no da su cerebro más de sí, pero nosotros no somos los culpables de ello y termino de una vez esta lectura.

Así se acuerda por el instructor en Gatola, a treinta de noviembre de dos mil doce.

EL INSTRUCTOR

Sr.: Mastuerzo

## Políticos de quinta mano

LA SECRETARIA

Sra.: Socorrista de Mastuerzo

DILIGENCIA: La extiendo yo, la Secretaria, para hacer constar que en cumplimiento de la anterior providencia se incorpora al expediente la documentación señalada, se da curso a la notificación indicada y se comunica a la Gerencia de Área el comienzo de las actuaciones, con la advertencia de los dolores, rectifica, pon errores en vez de dolores, padecidos, cuyas copias se unen al presente procedimiento a los folios inmediatamente siguientes.

Misma fecha. Doy fe.

LA SECRETARIA.

Fdo.: Socorrista de Mastuerzo.

Hoy lo dejamos Don Zacarías –dije- mejor despacito y buena letra. De eso nada, deja una fotocopia de la segunda lectura, que estoy a punto de empezar a trabajar como un funcionario.

Está bien, no es mala idea lo de trabajar como un funcionario, ahora mismo hago varias fotocopias de la segunda lectura programada para hoy y aquí dejo una de ellas:

JUNTA DE CASTILLA Y LEÓN

Consejería de Sanidad Gatuna

Gerencia de Salud gatuna de Gatola

NOTA INTERIOR

Fecha 26/11/2012

Destinatario. Sr.: Mastuerzo

Asunto: Devolución informe previa foliación

Contestamos a su nota interior del día de hoy en la que se comunica a esta Gerencia, por ese Órgano Instructor, que se ha procedido a la constitución del mismo.

En relación con la documentación que integra la información reservada realizada a Don JEREMÍAS PELOTARI TOCADOR, y a petición del instructor, se le envía debidamente foliada, según se ha remitido por el funcionario instructor de la misma. Por último informar a ese Órgano instructor que se ha advertido error material en la asignación de numeración al expediente disciplinario incoado a Don Jeremías Pelotari Tocador (1/2012), debiendo ser modificado por el nuevo número de asignación que es el 3/2012, pues el anterior ya lo tiene otro expediente y así se evita la duplicidad, todo ello de acuerdo con lo establecido en el artículo 105 de la Ley 30/92 de 26 de noviembre (BOE nº 285 de 27-XI) de Régimen Jurídico de las administraciones Públicas en Relación a los Gatos Funcionarios y del Procedimiento Administrativo común.

EL GERENTE DE SALUD GATUNA

EL JEFE DE LA DIVISIÓN DE ASISTENCIA SANITARIA PARA GATOS

(Artic. 6.3 del Decreto 24/2003 de 03.03 (BOCyL nº 49 de 12.3)

Fdo.: Sr. Ruiseñor

Aquí he dejado una de las fotocopias Don Zacarías, esto no cuadra, a ver que dice nuestro experto el Gran Akila.

Mañana –dijo- avisas a los demás y todos aquí, nada menos que 55 folios del informe preliminar. Qué será el expediente completo. Que Dios nos pille confesados. Procura hacerte con una biblia en verso por si hubiera que tomar juramento a Don Jeremías sobre algo de que lo declarado es cierto. Debes saber que nosotros juramos solamente sobre una de estas biblias imponiendo sobre ella las

## Políticos de quinta mano

cuatro patas en el momento de la jura, como ya antes te he indicado, no teniendo validez, el juramento realizado, de ninguna otra forma.

## Capitulo.-8

## El testamento de Sam.

A la diez de la mañana, el cuarteto que sin Don Patrocinio formamos, estábamos en la mesa redonda de la sala de vídeo conferencias dispuestos a devorarnos los 55 folios del informe preliminar realizado por Don Sam Casablanca Falsificador.

Hemos llegado al acuerdo, en un principio, de leerlos de una sola vez, aunque tardemos varios días, pero consultado Don Jeremías, ha sido de nuevo, el funcionario que en su día fue y ha dicho que no es poco que leamos como mucho cinco folios por día, pues además hay que analizarlos debidamente y los demás hemos aplaudido su idea en lo concerniente al trabajo a realizar, creo que algunos ya, hasta la cara se les está poniendo de funcionario, pero hemos dicho por mayoría que no, que esto hay que desenredarlo cuanto antes, por lo tanto leeremos los que cada día podamos y cuantos más mejor. Por sorteo el primer turno para esta lectura y su análisis le ha correspondido a Don Zacarías, que comenzó de forma inmediata.

**INFORMACIÓN PREVIA PRACTICADA A Don JEREMÍAS PELOTARI TOCADOR.**

Practicada por el inspector de servicios D. Sam Casablanca Falsificador, designado por el Gerente de Salud Gatuna de Área de Gatola, en relación con la responsabilidad en que pudiera haber incurrido D. Jeremías Pelotari tocador telefonista de uno de los Centros de Salud Gatuna de Gatola.

1.- Antecedentes:

El día 11 de abril de 2012 el Gerente de Emergencias Sanitarias para Gatos de Castilla y León, remitió un escrito a la Gerencia de Atención Primaria para Gatos de Gatola en el que denunciaba que el día 4 del presente mes de abril sobre las tres horas treinta y ocho minutos, hubo una llamada del Centro de Emergencias Sanitarias

## Políticos de quinta mano

Gatunas a uno de los Centros de Salud para Gatos de Gatola que no fue debidamente atendido por Don Jeremías Pelotari Tocador, telefonista de turno. Según el mencionado escrito, el citado telefonista se negó a pasar una llamada a uno de los tres Chamanes de guardia, argumentando que, según él, uno de ellos estaba ocupado y dos estaban durmiendo y fuera de turno y posteriormente tampoco contestó debidamente las reiteradas preguntas del mencionado Centro de Emergencias Gatunas acerca de si se estaba o no atendiendo la urgencia comunicada, ni que finalmente la misma se hubiera cumplimentado, identificándose ante el Centro de Emergencias como "Am Brosio".

El 20 de abril de 2012 el Gerente de Atención Primaria de Gatola remitió escrito al Coordinador del E.A.P.G. del Centro Gatuno donde el citado telefonista presta servicios para que a la mayor brevedad, se remitiera informe pormenorizado sobre lo acaecido en la madrugada del día 4 de abril según denuncia del Servicio de Emergencias Gatunas anteriormente citado.

El día 26 de abril de 2012 D. Jeremías Pelotari Tocador, en contestación al escrito anterior, remite, a su vez, otro escrito, en el que no contesta a lo solicitado por su superior, sino que además y de forma improcedente, exige, a su vez, lo que este le demanda, a saber, un informe de los hechos de los que él mismo es protagonista.

Con fechas de 4 de mayo y 8 de junio, por parte de la Gerencia de Atención Primaria en asuntos de Gatos, se vuelve a requerir de forma reiterada a D. Jeremías Pelotari Tocador, información sobre lo acaecido en la fecha mencionada, sin que por parte de este se haya contestado a dichos requerimientos.

Por su parte, el 18 de mayo de 2012, D. Jeremías Pelotari Tocador presentó un escrito ante el Gerente de Emergencias Sanitaria Gatunas de Castilla y León, escrito que debemos considerar de todo punto improcedente, ya que de entrada se arroga funciones que en modo alguno tiene atribuidas, al solicitar "…la apertura de EXPEDIENTE SANCIONADOR", para después transformarlo en una denuncia contra no se sabe muy bien quien o quienes. Dicho escrito está plagado, en primer lugar, de contradicciones, pues, por un lado, afirma en el tercer párrafo de la segunda de las alegaciones "Al no querer darme los datos…", cuando en el primer párrafo hace constar que "…la persona con la que hablé me dio los datos necesarios…y demás datos…", luego refiere que los datos se los dan "muy rápido", para posteriormente reconocer que "me dio tiempo a copiarlos", como no podía ser de otro modo, ya que según la transcripción telefónica de la conversación mantenida entre el Centro de Emergencias Sanitarias Gatunas y D. Jeremías Pelotari Tocador, la transmisión y recepción de datos dura unos dos minutos; en segundo lugar, contiene deducciones imposibles, basadas en actuaciones imaginarias, pues, de la pretendida rapidez en la transmisión de datos, infiere que tiene como finalidad el que no pudiera recogerlos, sacando conclusiones que no tienen base objetiva alguna, ya que de lo anterior deduce, sin que pueda establecerse relación lógica alguna, que la persona que le transmite los datos "… me está considerando un completo inútil y por lo tanto me está discriminando en mi trabajo, es decir, que no sirvo para recoger un aviso telefónico…"; y por último, contiene faltas a la verdad, ya que en la tercera de las alegaciones afirma haber contestado que "si" a la pregunta de si ya habían salido los chamanes a hacer el aviso, cuando según consta en la transcripción telefónica antes mencionada, a dicha pregunta primero contesta al Gestor Sanitario "Pues no lo sé si han salido o no" y posteriormente a la Jefe de Sala de Chamanes "Pues han salido, pero no sé si para la calle Serradilla o Laberiano", produciéndose a continuación una extraña, a la vez que, podríamos describir incongruente conversación, a la que nos referiremos más adelante. En relación con las amenazas que refiere en la cuarta alegación, estas no pueden sino calificarse también de imaginarias, no existe ningún pasaje de la transcripción telefónica, que contenga alusión alguna que pueda considerarse amenaza, pues la única referencia a lo que D. Jeremías Pelotari Tocador llama amenaza, es, más bien, la constatación de un hecho, cual es la confirmación de la Jefe de Sala de Emergencias Sanitarias Gatunas, de que se le ha puesto una incidencia por su comportamiento. Finalmente hay que reseñar el párrafo en el que califica la actuación del personal de emergencias como de "…mala fe", pues según consta en la transcripción telefónica, el único que actuó de mala fe fue él, ya que, entre otras cosas, a la pregunta realizada por parte de la jefe de sala que cual era su nombre, le contesta que "Brosio", "Am Brosio"; parecido al de "Bond", "James Bond", y ya sabemos que ese no era su nombre.

Finalmente, el 22 de junio, a instancia de la propia Gerencia de Atención Primaria para Gatos se pone en conocimiento de la Gerencia de Salud de Área Gatuna los hechos mencionados y se solicita que se valore la situación creada por dicho telefonista en base a la negativa a proporcionar información a esta Gerencia así como la reiteración de incidentes que ocurren con este profesional.

Con fecha 5 de julio de 2012, el inspector que suscribe, recibió el encargo de la Gerencia de Salud de Área Gatuna de Gatola de practicar la correspondiente "información previa" relativa a la denuncia antes mencionada.

La documentación correspondiente a lo anteriormente expuesto se acompaña como anexo a esta información.

2.- Actuaciones:

En primer lugar se han realizado entrevistas con los responsables de la Gerencia de Atención Primaria Gatuna, con el fin de situar los hechos denunciados en el contexto de la unidad donde viene desempeñando sus labores de telefonista D. Jeremías Pelotari Tocador.

Se ha recabado de dichos responsables, todos los antecedentes documentales existentes que pudieran corroborar los hechos denunciados, con el fin de realizar el oportuno seguimiento y cotejo de cada uno de ellos con los documentos aportados.

Por el inspector que suscribe, se llevó a cabo la revisión del expediente personal del mencionado telefonista, con el fin de conocer el historial laboral del mismo, dadas las continuas referencias que, por parte de las personas entrevistadas, se hacían sobre los antecedentes de dicha persona y de los incidentes protagonizados, tal como se desprende de la documentación que acompaña esta información.

Se procedió a recabar de la Gerencia de Emergencias Sanitarias Gatunas la transcripción de la conversación mantenida por D. Jeremías Pelotari Tocador y la propia Gerencia de Emergencias Sanitarias Gatunas en la madrugada del día 4 de abril.

Así mismo se procedió a requerir la información pertinente y los antecedentes documentales del Coordinador del Centro de Salud Gatuna donde presta servicios como telefonista, entablando conversación telefónica tanto con el propio coordinador del Centro de Salud Gatuna, como con uno de los Chamanes de guardia el día que ocurrieron los hechos denunciados.

Por último se procedió a citar a D. Jeremías Pelotari Tocador para que compareciera ante el inspector que suscribe el día 19 de septiembre a las 11 de la mañana, compareciendo al día siguiente, 20 de septiembre, a petición del propio telefonista. Una vez realizada la comparecencia y leída por el propio compareciente, este se negó a firmar la misma, levantándose el correspondiente "ACTA" del incidente reseñado y que se acompaña conjuntamente con la comparecencia no rubricada.

La documentación generada por todas las actuaciones descritas, se acompaña, ordenada por las fechas que se originaron, como anexo a esta información.

3.- Análisis y valoración de los hechos denunciados.

Los hechos...

Un momento –dijo Don Zacarías- y salió al exterior dándole órdenes al "rabillador" de acercarse a la cocina y le dijera al servicio doméstico que nos fueran servidas abundantes raciones de ratones coloraos a la plancha, raciones de piensos sabor "Faisán" de los que la ex ministra Doña Leire Paguín le suministró en su día y una docena de botellas de tinto "reserva del 98". Hasta que todo lo encargado no llegue hacemos un receso, para poder hacer lo que cada uno necesite hacer, pues yo estoy haciéndome pis en mis calzoncillos pulgueros nuevos.

Al cabo de media hora ya estaba todo dispuesto en varias mesas por el servicio doméstico y ordenó al "rabillador" que pasase al interior de la sala y se sirviese a discreción, este se disculpó cortésmente y solamente cató el vino, pues según comento debía de estar atento al trabajo encomendado y se volvió a ocupar su lugar cerrando la puerta tras sí. Los demás nos atizamos unos copazos y acto seguido la emprendimos con los ratones coloraos asados a la plancha y un par de bolas del energético pienso fabricado por el afamado alquimista y político de gran embuste Sr. Rub Al Cabra. Acto seguido Don Zacarías continuó con la lectura.

Los hechos denunciados y objeto de esta información pueden agruparse o calificarse de la forma siguiente:

Desobediencia notoria o manifiesta a las órdenes o instrucciones de un superior directo, mediato o inmediato, emitidas por este en el ejercicio de sus funciones.

Esto —dijo el Gran Akila- es peor que el ejército.

Silencio en la sala -ordenó Don Zacarías- y continuó con la lectura.

Tal como se desprende de lo actuado, de la documentación revisada y que se acompaña como anexo de esta información, es evidente que D. Jeremías Pelotari Tocador se ha negado de forma reiterada a contestar a los requerimientos del Gerente de Atención Primaria Gatuna que, en tres ocasiones, ha solicitado información al mencionado telefonista sobre los hechos acaecidos en la madrugada del 4 de abril pasado de los que él mismo es protagonista. En la primera de ellas (20 de abril), no solo no contesta a lo que se le pide, sino que en el escrito de fecha de 26 de abril, que remite D. Jeremías Pelotari Tocador como contestación, entre otras cosas, "…insta a que a la mayor brevedad posible se remita informe muy pormenorizado", es decir, no solo no contesta a su superior, sino que además y de forma improcedente le exige, a su vez, lo que este le demanda, a saber, un informe sobre los hechos de los que él mismo es protagonista, y en las dos ocasiones restantes, escritos de 4 de mayo y 8 de junio, ni siquiera contesta a dichos requerimientos.

Notorio incumplimiento de sus funciones.

Tal como se desprende de lo actuado y fundamentalmente de la transcripción de la conversación telefónica mantenida entre D. Jeremías Pelotari Tocador y el Centro de Emergencias Sanitarias para Gatos, que se acompaña como anexo de esta información, así como de la propia comparecencia, aunque esta no se haya rubricado por parte del compareciente, es evidente que D. Jeremías Pelotari Tocador, en la madrugada del día 4 de abril pasado incumplió claramente sus funciones, pues se negó en dos ocasiones a pasar la comunicación del Centro de Emergencia para Gatos a los chamanes de guardia. Así a las 3:31'32" del mencionado día cuatro de abril, a la petición por parte del Centro de Emergencias Gatunas para que: "Me pasa con el Chamán" D. Jeremías Pelotari Tocador contesta "No", y seguidamente a la pregunta "No hay ningún Chamán", él mismo contesta "Si, hay tres", para concluir contestando a la pregunta "No me puede pasar con ninguno", "No, en este momento no", es decir, se niega a cumplir una de sus funciones, sin que exista argumento o razón que avale dicha negativa. Un minuto después y según consta en la mencionada trascripción. A la nueva demanda por parte del Chamán regulador del Servicio Gatuno de Emergencias, para que le pasase con algún curandero de guardia D. Jeremías Pelotari Tocador le vuelve a negar la comunicación con uno de los galenos alegando en este caso, que "En este momento no puede ser porque hay un cachorro de gato aquí que está bastante mal y están ahí atendiéndolo " y que "...los demás están acostados, no están en su turno y para coger un aviso yo tengo todos los datos, no sé qué es lo que ustedes quieren decirme más", es decir, vuelve a incumplir sus funciones, sin que los argumentos que utiliza como base de la negativa puedan, de ninguna manera, avalar la misma.

A las 4: 14' 28" vuelve a tener una conversación con el Gestor Sanitario para asuntos de Gatos en la que por parte de este se le demanda a D. Jeremías Pelotari Tocador la confirmación de si los

## Políticos de quinta mano

Chamanes de guardia habían salido o no a atender la urgencia a la C/ Serradilla y, según consta en la trascripción de la conversación mantenida por D. Jeremías Pelotari Tocador y la mencionada Jefe de Sala del Centro de Emergencias Gatunas, cuando le pide que le confirme "…si el chamán ha salido al aviso de la C/ Serradilla…" contesta "pues han salido, pero no sé si para la C/ Serradilla o laberiano", produciéndose a continuación una conversación de lo más extraña a la vez que, podríamos calificar de incongruente por parte de D. Jeremías Pelotari Tocador, a tenor de sus respuestas. Así a la pregunta de la Jefe de Sala de si "Tenían dos avisos", lógica si tenemos en cuenta su contestación anterior, D. Jeremías Pelotari Tocador responde, "No nada más que uno" y a la de "Entonces cómo sabe si van a uno u otro" contesta "Porque no me lo han dicho" y a la pregunta "Pero tenían dos avisos o solo el de la C/ Serradilla contesta "solamente uno", respondiendo la Jefe de Sala "entonces usted sabrá si han salido o no o se han ido a otro sitio diferente", contestando por su parte "Y yo que sé. Yo los he visto que han cogido el coche, el teléfono de aquí y se han ido, una vez que han salido de aquí no sé ya a donde van". Es decir, no solo no incumple el deber de informar adecuadamente al Centro de Emergencias, sino que, de la conversación, se desprende una evidente ausencia de lógica, cuya única finalidad es confundir al interlocutor.

La grave desconsideración con los superiores, compañeros, subordinados o usuarios.

Tal como se desprende de la trascripción telefónica, así de cómo de los escritos revisados y más arriba mencionados, D. Jeremías Pelotari Tocador, mantuvo a lo largo de la madrugada del día 4 de abril una actitud desafiante y desconsiderada con el personal del Servicio de Emergencias, debiendo destacar el episodio ocurrido a las 4: 19' 57", cuando, después de la conversación anterior, pregunta a la Jefe de Sala "Usted es la controladora del Centro Gatuno este", a lo que la jefe de sala le responde "No, no la controladora soy la Jefe de Sala de Emergencia Sanitarias Gatunas, del centro Coordinador, siendo lo anterior respondido por D. Jeremías Pelotari

Tocador en estos términos, "yo, pensaba que era Usted la que ordenaba y mandaba aquí, porque ya es la tercera vez que me llama o cuarta vez", contestando la jefe de sala "...llamaremos cuanto sea preciso". Siendo respondido por D. Jeremías Pelotari Tocador, de la siguiente forma: "Si...si quiere me estoy aguantándola a usted hasta las ocho de la mañana". Posteriormente dio el nombre de Brosio" a la jefe de sala de Emergencias, cuando esta le preguntó "Como se llama Usted". Y, cuando le preguntó "Qué más", le responde, a su vez, Am. Y "usted como se llama", evidenciando una mala fe en la respuesta que no tiene otra finalidad que la de ocultar su verdadera identidad.

Por último, hay que reseñar que, según se deduce, tanto del escrito de denuncia de la Gerencia de Emergencias Gatunas de fecha de 11 del pasado mes de abril, como de la conversación entre el chamán regulador y el personal del Soporte Vital Básico (SVB) EL MENCIONADO DÍA 4 DE ABRIL, NO ES LA PRIMERA VEZ QUE HA HABIDO ALGUNA INCIDENCIA CON LA FORMA DE PROCEDER DE D. Jeremías Pelotari Tocador en su relación con la Gerencia de Emergencias Sanitarias Gatunas. Así, en el mencionado escrito, se dice textualmente: "Puesto que el hecho que paso a exponer...se ha repetido en varias ocasiones...", para, posteriormente remarcar que "la incidencia, que insisto no es la primera...", y finalmente reiterar que "...el incidente, que por no ser el primero, y con la misma persona...". Por su parte, en la referida conversación, al personal del SVB no le extraña nada cuando el chamán regulador le relata la conversación mantenida con D. Jeremías Pelotari Tocador, y posteriormente le identifica, sin lugar a duda, pues cuando el chamán regulador dice que "...ha hablado con un administrativo o telefonista". El SVB confirma "El Telefonista", poniéndole nombre "No, D. Jeremías", cuando le pregunta "¿Sabes cómo se llama el telefonista que está hoy de noche?, ¿Brosio puede ser?

4.- Conclusiones

## Políticos de quinta mano

Tras las actuaciones practicadas, el inspector que suscribe, entiende que pueden concurrir en D. Jeremías Pelotari tocador, la autoría de las siguientes faltas disciplinarias:

Dos faltas muy graves de las contenidas en el artículo 72.2.f y 72.2. g) de la Ley 55/2003 de 16 de diciembre por la que se aprueba el Estatuto Marco del Personal Estatutario de los Servicios de Salud Gatunos, a saber:

1ª.- Desobediencia notoria o manifiesta a las órdenes o instrucciones de un superior directo, mediato o inmediato, emitidas por este en el ejercicio de sus funciones.

2ª.- Notorio incumplimiento de sus funciones o de las normas reguladoras del funcionamiento de los servicio, y una falta grave, contenida en el Artículo 72.3.d, de la Ley 55/2003 de 16 de diciembre por la que se aprueba el Estatuto Marco del Personal Estatutario de los Servicios de Salud Gatunos, a saber;

1ª.- La grave desconsideración con los superiores, compañeros, subordinados o usuarios.

A lo anteriormente expuesto, hay que añadir que, varios de los hechos objeto de esta valoración, tienen la consideración y han de calificarse de reincidentes.

5.- Propuesta

Las conductas descritas a lo largo de esta información, si se considera oportuno, pueden motivar la iniciación de actuaciones disciplinarias con la valoración que determine el órgano instructor que se designe al efecto.

Gatola 27 de septiembre de 2012

EL INSPECTOR DE SERVICIOS

Fdo.: Sam Casablanca Falsificador

Algo que quiera aclararnos sobre esto Don Jeremías, de forma muy breve, pues voy a continuar con la lectura en lo que me atice un par de copas y unos piensos "faisán".

Si –contesto este- lo que más me jode es que me toquen las pelotas y cuando eso ocurre, hago honor a mis apellidos, tal y como me enseñó mi padre.

Sin más comenzó a leer de nuevo:

### ACTA

Para hacer constar que siendo las 12 horas y diecinueve minutos del día 20 de septiembre de 2012, ha comparecido D. Jeremías Pelotari Tocador, contestó a las preguntas realizadas por el inspector de servicios que esto suscribe y que, una vez terminada la citada comparecencia se negó a firmar la misma.

Y para que conste se levanta la presente ACTA que firman junto al inspector actuante, el propio compareciente y la vigilante de seguridad.

Yo, Don Zacarías Moro Moro, os confirmo que hay tres firmas ilegibles. Doy fe.

Doy comienzo a leer al interrogatorio -continuó- al que fue sometido Don Jeremías por Sam Casablanca Falsificador, ánimo escribano que ya terminamos por hoy.

Menos cachondeo –dije- que una cosa es leer y otra escribir, además antes de seguir déjeme que me remoje el gaznate con una copa de reserva, pues de tanto escribir es lo único que tengo un poco reseco y sin más me aticé un copazo que por el sabor me pareció un vino bendito.

Puede comenzar a leer y comenzó diciendo:

## Políticos de quinta mano

En Gatola siendo las 11 horas del día 20 de septiembre de 2012, previamente citado para el día 19 y modificada la fecha a petición del interesado, comparece ante el inspector de servicios gatunos Don Sam Casablanca, Don Jeremías Pelotari Tocador, telefonista de uno de los Centros de Salud de Gatola, quien informado del objeto de la presente comparecencia, a las preguntas realizadas, responde lo que sigue:

Protesto –dijo Don Jeremías- ese cabrón en vez de informarme, se dedicó a atender una llamada telefónica en la cual le preguntaron si me había presentado a la entrevista, llamada realizada por otro cornudo que en esa gerencia hay, que más que un gato cornudo es un gato venado de la cabeza, por la cornamenta que en ella porta.

Le recuerdo Don Jeremías –dijo Don Zacarías- que está prohibido interrumpir las lecturas a no ser por "catástrofes naturales de fuerza mayor", así es que se tranquilice, no haga honor a sus apellidos y tiempo tendrá, en el momento oportuno, de hacer ante nosotros las consideraciones que estime oportunas.

Continúo con la lectura.

Preguntado: ¿Desde cuándo viene desempeñando sus labores como telefonista en el actual centro en el que ahora trabaja?

Respuesta: Mis labores las presto últimamente en mi casa, pues mi Señora Gata de nombre Flora y de apellidos, los clásicos: Si se la meto chilla Si se la saco llora, me ha parido una camada de seis cachorritos que son una delicia y de momento soy yo quien desempeña las labores en casa. En cuanto al trabajo, lo llevo desempeñando desde el primer día que comencé a hacerlo, ni un segundo antes ni un segundo después.

Preguntado: ¿Cuáles son sus funciones en relación con las llamadas de Emergencias Gatunas?

Respuesta: Las que marca la Ley.

Preguntado: ¿Existe algún registro documental de las actividades que desarrollan los telefonistas y más concretamente en su relación laboral con los servicios de emergencias gatunas?

Respuesta: Yo no llevo ningún tipo de registro, en todo caso si ellos lo llevan debe preguntárselo a ellos, pues lo deben saber mejor que yo.

Un momento Don Zacarías –dije- lea Usted más despacio, que el vino le debe de haber desatado la lengua.

O a ti te ha retrotraído la mente -me contestó- sustituye la palabra pregunta por una P y la palabra respuesta por una R y veras como adelantas en la escritura. En todo caso es que trato de superar la velocidad de la luz.

P: El día 4 de abril de 2012. ¿En qué turno trabajó Usted?

R: En el que me marca la Ley para ese día.

P: Cuando realiza sus turnos. ¿Donde está su ubicación habitual?

R: En una especie de perrera, en la que se encuentran instalados los teléfonos.

P: ¿Recuerda qué gatos-chamanes y aprendices de chamanes de ese mismo Centro de Salud Gatuna estuvo con Usted ese día y en ese turno?

-Estuvo Don Zacarías –pregunté- o estuvieron.

-Es que estás poniendo en duda de que no sé leer -me contestó-, copia las cosas tal y como te las leo y nos ordenó remojarnos el gaznate con otro copazo de vino, beban que la bodega la tengo bien surtida.

R: En relación con esta pregunta pongo en tu conocimiento que en la Ley 55/2003 de 16 de diciembre por la que se aprueba el Estatuto Marco del Personal Estatutario de los Servicios de Salud Gatunos, ese que parece que conoces muy bien, en su Artículo 19, en el que están recogidos mis deberes de funcionario, en su apartado j) dice: Mantener la debida reserva y confidencialidad de la información y documentación relativa a los Centros Sanitarios y de la de los usuarios obtenida, o a la que tenga acceso en el ejercicio de sus funciones.

Por lo tanto y acogiéndome a dicho artículo, eso debe usted pedirlo en el lugar adecuado, pues yo no puedo proporcionársela, pues vulneraría la Ley.

P: Según consta en un escrito de fecha 11 de abril pasado que fue remitido a la Gerencia Gatuna de Atención Primaria por la Gerencia Gatuna de Emergencias Sanitarias, el día 4 del mismo mes de abril, hubo una llamada del Centro Gatuno de Emergencias Sanitarias al Centro Gatuno donde usted presta servicios que no fue debidamente atendida por Usted. De acuerdo con el mencionado escrito, Ud. se negó a pasar una llamada a uno de los tres chamanes de guardia, y posteriormente, tampoco contestó debidamente las reiteradas preguntas del mencionado Centro de Emergencia Gatunas acerca de si se estaba o no atendiendo la urgencia comunicada, ni que finalmente, la misma se hubiera atendido, identificándose ante el Centro Gatuno de Emergencias como Am Brosio. ¿Tiene algo que alegar?

R: Me remito al artículo 19 del Estatuto Marco que trata de mis deberes, que ya le he indicado anteriormente y que además en su apartado ñ) dice: Ser identificado por su nombre y categoría profesional por los usuarios del Sistema Nacional de Salud Gatuno.

Por lo tanto no tengo la obligación de identificarme ante nadie y menos por teléfono y en todo caso yo no tengo que demostrar nada, eres tú quien tienes que demostrar todo, ponme una Ley encima de la mesa en la que diga que estoy obligado a identificarme por teléfono ante cualquier pela gatos, sea quien sea y le digo más, las Leyes en cuanto a los Funcionarios Gatunos parecen estar hechas por La Santa Inquisición.

P: Según consta en la trascripción de la conversación mantenida por Usted, y el Gestor Sanitario del Centro de Emergencia Gatunas, a las 3:31'32" del mencionado día 4 de abril, a la petición por parte de este para que: "me pasa con el chamán" usted contesta "No", y seguidamente a la pregunta "No hay ningún chaman", Ud. Contesta "sí, hay tres", para concluir contestando a la pregunta "No me puede pasar con ninguno", "No, en este momento no". ¿No considera Ud. lo anteriormente expuesto una negativa sin argumento alguno?, ¿Cree Ud. adecuada esa negativa?, ¿Tiene algo que alegar?

R: Si, en ese momento había dos chamanes acostados y una de los chamanes estaba atendiendo a un cachorro que tenía una herida de bastante consideración en la cabeza y tenemos absolutamente prohibido, de palabra, el molestar a los chamanes que están dormidos, porque tienen dividida toda la jornada laboral en turnos. Hay tres turnos:

1.- Al comenzar la jornada de guardia se reparten el horario de quien va a descansar en cada hora y qué es lo que van a hacer durante el horario del día y de la noche. Es decir comienzan repartiéndose el descanso, no el trabajo.

2.- El turno uno comienza pasando consulta.

3.- El turno dos está para hacer los domicilios, si los hay y el turno tres está de descanso.

4.- Durante la siguiente hora de la jornada laboral, tanto chamanes como aprendices de chamanes rotan, pues los/as aprendices de chamanes también están incluidos en la CASTA y los que antes estaban pasando consulta, pasan a atender los domicilios, si los hubiera y el segundo turno, los que antes estaban para atender los domicilios, pasan a su hora de descanso y el/la chamán y el/la aprendiz de chamán que han estado descansando, es decir, que no trabajaban en esa hora, aunque sí la cobran, pasan a atender las consultas que haya durante una hora y así van rotando durante todo el día.

## Políticos de quinta mano

Este horario dura hasta las 00 horas, a partir de este momento y hasta las dos horas y cuarenta minutos, de la madrugada, el chamán que haya tenido el turno uno citado, tiene que hacer los domicilios y además atender todo lo que llegue al servicio de urgencias. Todos los demás duermen.

A partir de las dos horas y cuarenta minutos de la madrugada y hasta las cinco y veinte minutos de la madrugada, pasan a realizar todos los servicios anteriormente citados el/la chamán y el aprendiz/a de chamán que durante el día hayan realizado el turno número dos, y los demás duermen, desde que estos terminan su turno, es decir, a las cinco horas y veinte minutos y hasta el fin de la guardia pasan a realizar todos los servicios que haya durante el citado horario el/la chamán y el aprendiz/a de chamán que les haya correspondido el turno número tres. Que durante la noche no va nadie, duermen todos como lirones, lo mejor de toda la noche es la sinfonía que dan con los ronquidos, digna de ser escrita por cualquier compositor de los mejores que se puedan encontrar en la historia de la música, por citarle alguno: Beethoven, Mozart, Bach. A mí en concreto al oírla solamente me dan bostezos, pues al no pertenecer a la Casta, no tengo derecho a dormir.

Todo esto lo conoce el director provincial de chamanes Sr. Porrino, porque se lo comuniqué verbalmente delante del actual Gerente de Atención Primaria Gatuna, cuando este ocupaba el cargo de Director Gatuno de Gestión. La respuesta del Sr. Porrino a esto fue: "La Casta es la Casta", con todos sus privilegios, para rematar la faena diciendo: "Eso es organización interna".

P: Un minuto después y según consta en la mencionada trascripción, a la nueva pregunta, ya por parte del chamán regulador del servicio de emergencias gatunas, para que se le pasase con algún chamán de guardia Ud. le vuelve a negar la comunicación con uno de los chamanes alegando en este caso, que "En este momento no puede ser, porque hay un cachorro aquí que está bastante mal y el chamán de turno está ahí atendiéndolo" y que los demás están acostados, no están en su turno y para coger un aviso del que ya tengo todos los datos, no sé qué es lo que ustedes quieren decirme más". ¿Cree adecuada la respuesta?, ¿Tiene algo que alegar?

R: No recuerdo más, pero sí creo adecuada y acertada la respuesta.

P: ¿A qué se refiere con que"…no están en su turno…", si con anterioridad y en la misma conversación a las 3:31'32" y a la misma pregunta dice que había tres chamanes de guardia?

R: Ya he explicado cómo funciona la organización interna de La Casta de los chamanes y sus privilegios en los servicios de urgencias gatunas. Durante la noche uno trabaja en su correspondiente turno y los otros dos se tocan los cojones o la breva. Esto mismo hacen los aprendices/as de chaman.

P.- Entonces según Ud. ¿Es habitual que los chamanes de guardia establezcan turnos? y cuando están fuera de turno no ATIENDAN LAS URGENCIAS.

R: Cosas de La Casta de los chamanes. ASÍ ES.

P: ¿Entonces por qué no les pasó la llamada a los que, según Ud. estaban durmiendo?, ¿Tiene alguna orden en ese sentido?, ¿Fue una iniciativa suya?

R: Es una orden de los chamanes que están allí.

P: ¿Esta orden de los chamanes está reflejada documentalmente?

R: Un chaman es un poco más listo que tú, o es que crees que son tan majaderos para dar esa orden por escrito.

P: ¿Cuando los chamanes de guardia salen a atender una urgencia domiciliaria no queda constancia de su salida o se lo comunican?

R: Queda reflejado en el libro de registro de las personas que son atendidas, bien en el servicio de urgencias o en su domicilio. Se le da la llave del coche, y el papel donde consta la dirección y los datos del gato que tienen que atender, pero normalmente lo cogen ellos, tanto la llave del coche como la dirección y los demás datos, pues una vez tomada nota de estos, se deja todo encima de la mesa que en la perrera existe.

P: ¿Dónde se custodian las llaves de los vehículos que utiliza el chamán para realizar los avisos domiciliarios?

R: En el cajón de la mesa que en la perrera del telefonista hay.

P: Entonces, ¿El telefonista de turno, dada su ubicación y el hecho de ser el depositario de las llaves de los vehículos, necesariamente ha de conocer, en un momento determinado, si el gato chamán se ha desplazado o no?

R: Si, pero una vez que sale y se marcha, yo no puedo garantizar a donde va, pues, hasta a tomar copas, ha habido más de uno que ha ido, incluidos clubs de alterne.

P: A las 4:14'28" vuelve a tener una conversación con el Gestor Sanitario Gatuno del Centro de Emergencias en la que por parte de este le demanda a Ud. la confirmación de si los chamanes de guardia han salido a atender el aviso que Ud. no quiso pasarles de inmediato y Ud. vuelve a contestar que no lo sabía. Según consta en la trascripción de la conversación mantenida por Ud. y el Gestor Sanitario, a la pregunta de éste sobre si "…habían salido los chamanes a la C/ Serradilla…" Ud. respondió "Pues no lo sé si han salido o no" ¿No lo sabía o no se lo quiso decir?

R: Esa trascripción no refleja todo el contenido de lo hablado en ese momento.

P: Pero según ha dicho anteriormente los chamanes cuando salen a atender una urgencia domiciliaria se lo comunican al telefonista de turno, es decir, a Ud. ese día, y queda constancia. Entonces sí sabía que habían salido y, por tanto no se lo quiso decir ¿Por qué?, ¿Tiene algo que alegar?

R: Sí, yo no he venido aquí a dar clases de Derecho, pues no soy experto en dicha materia, pero por Ley tengo prohibido dar datos relacionados con la actividad que en el Centro Gatuno ocurra y por supuesto no fui a supervisar el libro de registro para ver si había quedado constancia o no de si habían salido a hacer el aviso o no habían salido, ese no es mi trabajo.

REGUNTADO: Así mismo a las 4:19'57", tampoco contestó de forma adecuada a la jefe de sala del Centro de Emergencias, quien, después de identificarse como tal, le preguntó si los chamanes habían salido o no a atender la urgencia a la C/ Serradilla y según consta en la trascripción de la conversación mantenida por Ud. y la mencionada Jefe de Sala del Centro de Emergencias, cuando le pide que le confirme "…si el chamán ha salido al aviso…" Ud. contesta "Pues han salido, pero yo no sé si a la C/ Serradilla o laberiano", produciéndose a continuación una conversación de lo más extraña a la vez que, podríamos calificar de incongruente por su parte, a tenor de sus respuestas. Así a la pregunta, de la jefe de sala, de si tenían dos avisos o solo el de la C/ Serradilla, lógica si tenemos en cuenta su contestación anterior, Ud. responde "No nada más que uno" y a la de "Entonces como sabe si van a uno u otro", contesta "Porque no me lo han dicho", respondiendo la jefe de sala "Entonces usted sabrá si han salido o no o se han ido a otro sitio diferente" contestando por su parte ¡Ah¡ y yo que sé. Yo los he visto que han cogido el coche, el teléfono de aquí y se han ido, una vez que han salido de aquí no sé donde van". ¿Tiene algo que alegar?

Don Zacarías –dije- reguntado o preguntado.

Aquí pone reguntado o lo pones en duda, me contestó.

R: Ni reguntado, ni rejuntado. Felizmente casado con mí gata Flora.

P: Antes ha dicho Usted que existe un registro de actividades y que los chamanes cuando salen a atender una urgencia domiciliaria se lo comunican al telefonista de turno, es decir, a Ud. ese día, y que queda constancia. Además también ha dicho que es el telefonista ubicado en la perrera que a la entrada hay, en este caso Ud., es el que custodia y les entrega las llaves de los vehículos que utilizan en los desplazamientos a los domicilios. Entonces sí sabía que habían salido y a donde. ¿Porqué le dijo a la jefe de sala que no lo sabía?

## Políticos de quinta mano

R: Yo le he contestado que cuando han salido me han comunicado que se iban a la C/ Serradilla a hacer el aviso, pero, una vez que han salido del centro no le puedo garantizar donde van, o es que te crees que yo soy adivino.

P: ¿Pero eso no es lo que figura en la trascripción telefónica?

R: Esa trascripción telefónica no está ni completa ni firmada por el gato o gata que la haya hecho y no me sirve para nada, hasta se la puede haber inventado alguien. ¿Has sido tú Sam?

P: ¿Su nombre completo es Jeremías Pelotari Tocador?

R: Si, aunque soy más conocido por "El Gran Tocador de Pelotas".

Reguntado: Entonces ¿Porqué dio el nombre de Am Brosio a la jefe de sala de emergencias gatunas cuando le preguntó "Cómo se llama Ud."?, y porqué, cuando posteriormente esta le preguntó "Qué más", Ud. le responde a su vez, con esta pregunta: "Eh". ¿Y usted cómo se llama?

R: Yo, también tengo derecho a preguntar cerdo. No obstante te repito, que ni reguntado ni rejuntado, casado con la Gata Flora.

P: Según los escritos que obran en nuestro poder, Ud. ha incumplido de forma clara y reiterada los requerimientos de un superior, concretamente del Gerente de Atención Primaria Gatuna que, en tres ocasiones, le ha instado para que le informara de los incidentes acontecidos durante la noche del pasado cuatro de abril. Así en la primera ocasión en que se le requirió dicha información, 20 de Abril de 2012, Ud. no solo no contesta a lo que se le pide, sino en el escrito que remite con fecha 26 de Abril, entre otras cosas,"...insta que a la mayor brevedad posible se remita informe muy pormenorizado", es decir, no solo no contesta a su superior, sino que además y de forma improcedente le exige, a su vez, lo que este le demanda, a saber, un informe sobre los hechos de los que usted mismo es protagonista, y en las dos ocasiones restantes, escritos del 4 de mayo y 8 de junio, ni siquiera contesta a dichos requerimientos. ¿Tiene algo que alegar?

## José Luis Martín Gómez

R: Los dos escritos de 4 de mayo y 8 de junio no los he recibido. Respecto a la contestación del primero de ellos, el escrito iba dirigido al Coordinador del Centro Gatuno, no me fue entregado, solamente me comunicó una de las administrativos que había recibido orden del coordinador de comunicarme que había recibido un escrito del Gerente de Atención Primaria para Gatos, para que contestase con relación a una llamada del Centro Coordinador de Emergencias Gatunas producida sobre las 3 horas 48 minutos, pero en ningún momento se me proporcionó el escrito remitido por el Gerente al coordinador y tampoco el escrito enviado por el Gato Director Gerente de la Gerencia gatuna de Emergencias, de ahí mi respuesta pidiendo que me dijera de qué se me denunciaba o acusaba, puesto que si no lo hacía estaba incumpliendo el Articulo 24 de la Constitución en sus puntos uno y dos.

Así es que lo único que reclamé fueron mis derechos. Derechos que el cornudo que manda en Atención Primaria siempre me deniega, tanto este como todos los demás que pido.

P: Sin embargo, el 18 de mayo de 2012 UD. PRESENTÓ UN ESCRITO ante el Gerente de Emergencias Sanitarias para Gatos de Castilla y León, escrito que debemos considerar de todo punto improcedente, pues de entrada se arroga funciones que en modo alguno tiene atribuidas, al solicitar "…la apertura de expediente sancionador", para después transformarlo en una denuncia contra no se sabe muy bien quién o quiénes. Dicho escrito está plagado, en primer lugar, de contradicciones, pues, por un lado, afirma en el tercer párrafo de la segunda de las alegaciones "Al no querer darme los datos…", cuando en el primer párrafo hace constar que "…la gata con la que hablé me dio los datos necesarios…y demás datos…", luego refiere que los datos se los da "muy rápido", para posteriormente reconocer que "me dio tiempo a copiarlos", como no podía ser de otro modo, ya que según la trascripción telefónica la recepción de datos dura unos dos minutos; en segundo lugar, contiene deducciones imposibles, basadas en actuaciones imaginarias, pues, de la pretendida rapidez en la transmisión de datos, infiere que tiene como finalidad el que Ud. no pudiera recogerlos, sacando de todo ello conclusiones que no tienen base objetiva alguna, ya que de lo anterior deduce, sin que pueda establecerse relación ni lógica ni cierta, que la persona que le transmite los datos "...me está considerando un completo inútil y por lo tanto me está discriminando en mi trabajo, es decir, que no sirvo para recoger un aviso telefónico...", y en tercer lugar, contiene faltas a la verdad, pues, en la tercera de las alegaciones, afirma haber contestado que "sí" a la pregunta de si ya habían salido los chamanes a hacer el aviso, cuando según consta en la trascripción telefónica, a dicha pregunta primero contesta al Gestor Sanitario Gatuno "Pues no lo sé si han salido a hacer el aviso o no" y posteriormente a la jefe de sala "Pues han salido, pero no sé si para la C/ Serradilla o laberiano", produciéndose a continuación la extraña, a la vez que, podríamos describir incongruente esta conversación, que ya ha quedado reflejada con anterioridad en esta comparecencia. En relación con la amenaza que refiere en la cuarta alegación, estas no pueden sino calificarse también de imaginarias, no existe ningún pasaje de la transcripción telefónica que contenga alusión alguna que pueda considerarse amenaza, pues la única referencia a lo que Ud. llama amenaza, es, más bien, la constatación de un hecho, cual es la confirmación por parte de la jefe de sala de que se le ha puesto una incidencia por su comportamiento. Finalmente hay que reseñar el párrafo en el que Ud. califica la actuación del personal gatuno de emergencias como "...de mala fe", ya que entre otras cosas y citando solo lo más destacado, a la pregunta realizada por parte de la jefa de sala de ¿cómo se llama Ud.?, Ud. responde Brosio, "Am Brosio", y ya sabemos que ese no es su verdadero nombre. ¿Tiene algo que alegar a todo lo expuesto?

R: Tú, escuerzo, yo hago y dirijo escritos a quien me sale de las pelotas. ¿Quién eres tú para decirme lo que yo, Don Jeremías Pelotari Tocador, puedo hacer o no puedo hacer? Con el discurso tan largo que me has soltado y que ya ha quedado contestado en preguntas anteriores, me ha parecido o eso al menos creo recordar, que en un momento dado me decías no sé qué de algo que me quieres chupar, si no es así corrígeme, pero si es así ve poniéndote de rodillas. No tengo que añadir nada más.

Un momento dijo -Jeremías- se interrumpe la lectura, pues aquí se dio una "catástrofe natural de fuerza mayor", os explico, ante esta respuesta le entró un temblor por todo su cuerpo que parecía que tenía el baile de San Vito o enfermedad de Huntington y comenzó a teclear letras en el teclado del ordenador al menos durante cinco minutos. Parecía en esa actitud un autentico pianista. Me ofrecí voluntario para llamar al Servicio de Emergencias Gatunas y balbuceando me dijo que no, que ya se le pasaba.

Otros diez minutos tardó en borrar lo malamente tecleado.

P: ¿Ha tenido otros episodios parecidos, es decir, le consta que se hayan recibido quejas o denuncias por actuaciones similares tanto del Centro Gatuno de Emergencias o de algún otro usuario del Centro?

R: Para episodios el que acabas de pasar tú, escuerzo. En mi expediente consta al menos una mención honorífica, en base a que un paciente dirigió una carta al Gerente de Atención Primaria para Gatos, el cual me hizo llegar una fotocopia de la misma. La única que tengo fue hace bastante tiempo de un paciente que me dijo, ante la tardanza en ser atendido por los chamanes, que despertara, que estaba dormido, al mismo tiempo que tocaba las palmas y gritaba que su madre se moría, sobre esto, pasados 19 días, me denunció, porque según él le había contestado que: "cuando me viera por la calle que me tocase las palmas si tenía los cojones bien puestos". Comentario que en ningún momento realicé, no por falta de ganas, sino por respeto a los demás pacientes y a su anciana madre.

P: ¿Desea añadir alguna otra manifestación o añadir algo?

R: No.

En prueba de conformidad, leída la presente declaración por el compareciente y encontrándola conforme con lo manifestado, firma la misma en unión del Inspector de Servicios Gatunos en el lugar y fecha que figura en el encabezamiento, haciéndole entrega de la copia solicitada.

## Políticos de quinta mano

Esta declaración no está firmada por nadie –dijo Don Zacarías- o yo al menos no encuentro las firmas.

Le recuerdo Don Zacarías –dije- que al principio del capítulo ha leído Usted un ACTA que se levanta por que Don Jeremías, se negó a firmar, lo que este escuerzo falsificador dice en su escrito que declaró.

Acto seguido –Don Zacarías- me preguntó: ¿Escribano que has puesto, trascripción o transcripción, en las notas que has tomado?

Tal y como se ha leído, trascripción. Muy bien, pero si alguna vez veis a este sapo por la calle decidle: "que se escribe transcripción", del latín transcríbere.

Yo, Don Zacarías Moro Moro confirmo que lo aquí copiado por el medio escribano de "El Encinar" coincide fielmente con la lectura que he realizado. Doy fe.

Continuo leyendo, escribano, "…copia…".

Un momento, este folio que os quería leer y os lo leeré comienza como el anterior hasta llegar a la pregunta:

P: ¿Desea añadir alguna otra manifestación o añadir algo?

La respuesta es DIFERENTE A LA DADA ANTERIORMENTE.

La respuesta que ahora hay dice:

R.- Que a la pregunta de cómo se llamaba, recibida desde el Centro de Emergencias Gatunas y que contesté Brosio, Am brosio, fue debido a que pensé que me preguntaba por el nombre del paciente.

Sigue con lo de, en prueba de conformidad…, pero tampoco está esto firmado.

Akila –dijo Don Zacarías- mañana me tienes preparado un informe completo de esta lectura, donde de forma muy pormenorizada nos explicarás como se llama esto en Derecho, con arreglo a la Ley actualmente vigente y tú Jeremías, que hoy me has demostrado que más que un gato, eres un autentico "león de pelo en pecho", nos dirás cual de las dos respuestas que diste fue la correcta.

Seguro que, por la "somnolencia" que tengo, hoy hay tormenta.

Por hoy y después que terminemos con el vino y Akila coma los ratones "coloraos" que restan en las bandejas, para que le den la sabiduría necesaria para explicar esto en sus debidos términos, abandonamos la sala de video conferencias y que el "rabillador" diga al servicio doméstico que esto necesita una esmerada limpieza.

Comunica esto al citado "rabillador" Jeremías, hazme este favor y que lo transmita inmediatamente al personal de limpieza.

Don Zacarías –dije- a primera hora de la mañana y por correo nocturno de la empresa Airborne Express, he recibido dos ejemplares de la Biblia en verso del traductor estadounidense Everett Fox que me han costado más de 1200 euros y que he puesto de mi bolsillo, por lo que desearía que me fueran devueltos y se cargaran a la explotación de cerdos ibéricos y ovejas merinas.

Miraré a ver qué puedo hacer, pero recuerda que yo te dije que te hicieras con un ejemplar, pero no dos, por lo tanto la mitad de esos 1200 euros corren de tu cuenta.

En vista de esto –le contesté- yo me hago cargo de la totalidad, pero las Biblias son de mi propiedad.

Es lo mejor que te he oído decir en mucho tiempo, son de tu propiedad y puedes disponer de las dos Biblias como mejor te parezca. Incluso puedes memorizarlas, con una de ellas que memorices puede que sea suficiente.

Políticos de quinta mano

## Capítulo.-9

## El informe de Akila

No estábamos sentados todavía en nuestros respectivos asientos y ya el Gran Akila comenzó a leer el informe encargado por Don Zacarías con respecto si a una misma pregunta, hubiera respuestas diferentes en el informe enviado por Sam Casablanca Falsificador al Instructor del expediente, en su opinión podían darse dos supuestos:

1.- Una de las respuestas era falsa.

2.- Podría darse el caso de que las dos fueran falsas.

Ante esto -continuo- si en el informe hay algo falso, a Sam Casablanca no le podemos creer, pues ya no es de fiar, en nada, ni en el resto del contenido, máxime cuando dice que una de las conversaciones, mantenida por la chamán del 112 y el telefonista aquí presente, vía telefónica dura más de dos minutos para justificar que en ese espacio de tiempo fue más que suficiente para dar todos los datos, con mi reloj de precisión de arena del desierto de Egipto, que mide hasta la diez millonésima parte de un segundo, fabricado por el mejor artesano que en mi País natal hay, he comprobado que dura un minuto y diez segundos exactos. De momento lo hemos pillado y se puede demostrar con su propio escrito, ya no necesitamos ninguna otra cosa, pues se acusa con esto a sí mismo.

En cuanto al Derecho actualmente vigente se puede haber vulnerado el artículo 390 del Código Penal español que dice textualmente: "Será castigado con las penas de prisión de tres a seis años, multa de seis a veinticuatro meses e inhabilitación especial de dos a seis años, la autoridad o funcionario público que en el ejercicio de sus funciones, cometa falsedad: Hay tres apartados en este artículo que dejan al Juez elegir los diferentes grados de gravedad que pueden darse.

## Políticos de quinta mano

Don Zacarías preguntó al porquero psicólogo que cual de las respuestas era la falsa y este contestó que las dos, pero antes de daros la respuesta que le di -siguió diciendo- dejadme que os ponga en antecedentes de por qué quieren fastidiarme con la apertura de un expediente y al final os diré la respuesta que se ganó a pulso con su actitud a la hora de interrogarme, para pasar a hacer juramento de que lo dicho es cierto, jurando a nuestro modo, el modo de juramento que entre gatos hay que hacer, es decir, jurar apoyando las cuatro patas sobre una Santa Biblia en verso. Mi esposa es chamán y antes de casarnos estaban acostumbrados a putearla de todas las formas habidas y por haber desde la Gerencia Gatuna de Atención Primaria y decidí cortar de raíz tanto recochineo, para ello empecé a poner en manos del cerdo que allí manda, escritos en los que denunciaba los abusos que él mismo consentía, pero no sirvieron de nada, los abusos seguían y decidí dirigir un escrito a su superior en rango, bastó con uno solo para que los abusos cesaran en su totalidad y sus derechos fueron respetados, el escrito os lo leo a continuación, pero además hice unas putadas en el Centro Gatuno en el que, prestaba servicios como telefonista, y que os iré contando a su debido tiempo, al terminar el escrito que desde ya mismo comienzo a leer, os comento una de esas putadas que a menudo hacía por las noches en el Centro de Salud Gatuno, el escrito aunque lo realicé yo, por imperativo legal lo firma mi Señora Flora y dice lo siguiente:

A LA GERENCIA DE SANIDAD GATUNA DE GATOLA

SR. GERENTE DE ÁREA PARA GATOS

FLORA SI SE LA METO CHILLA SI SE LA SACO LLORA, mayor de edad, con D.N.I. nº 02133387 M, señalando domicilio para efectos de notificaciones C/ Los Gatos Licenciados, nº 12, 1º B. Código Postal: 37008. Gatola, ante el Gerente de Atención de Área Gatuna de Gatola comparezco y, como mejor proceda en Derecho, DIGO:

Que por medio del presente escrito vengo a solicitar la apertura de EXPEDIENTE SANCIONADOR contra el Coordinador Gatuno de la Zona Básica de Salud para Gatos de Fuentes y los responsables de la Gerencia de Atención Primaria Gatuna de Gatola, por la comisión de TRATO DISCRIMINATORIO Y ACOSO LABORAL.

Se fundamenta la presente denuncia en las siguientes

### ALEGACIONES

PRIMERA.- Presto servicios como chamán de área de la Zona Básica de Salud para Gatos de Fuentes (Gatola).

Mi trabajo consiste en la realización de la atención continuada, así como las vacaciones y permisos programables que se deriven del equipo gatuno de atención primaria.

SEGUNDA.- De forma reiterada se vienen incumpliendo las normas vigentes para la asignación del trabajo correspondiente a la atención continuada a chamanes titulares, en lugar de asignarme a mí el trabajo, incluyendo las "guardias de refuerzo de pacto". De esta forma se produce una situación que atenta contra los intereses de la propia administración, al tener que abonar el doble por un mismo trabajo.

Pero al mismo tiempo, se conculcan mis derechos y se me imponen unas condiciones de trabajo contrarias a la norma, ya que hago una jornada inferior a la establecida durante la mayor parte del año, pero se me asignan unas jornadas inasumibles en periodos estivales y de vacaciones, con una carga de trabajo desmesurada que me ha llevado a tener que ser atendida en varias ocasiones en el servicio de urgencias gatunas y a situaciones de incapacidad laboral transitoria, derivadas directamente del stress laboral al que soy sometida. De este modo, en lugar de estar desarrollando con normalidad el trabajo derivado de mi condición de chamán de área soy utilizada como una especie de comodín para cubrir ausencias y periodos de trabajo a merced de la voluntad de otros chamanes y del responsable de la zona de salud gatuna.

## Políticos de quinta mano

La utilización caprichosa de la atención continuada y de los fondos públicos llega a situaciones tan llamativas como sin tenerme sin actividad tras finalizar una situación de incapacidad laboral transitoria en el mes de septiembre, manteniendo sin embargo la contratación interina realizada para sustituir mi baja; se me indicó que permaneciera en mi domicilio, percibiendo mi salario sin realizar actividad alguna.

TERCERA.- De forma sistemática se impide mi disfrute de vacaciones, siendo rechazadas una y otra vez las que solicito. Se incumple la normativa vigente en la materia, al no señalar las razones por las que se produce la denegación de vacaciones; generalmente se recurre a la coletilla de "necesidades del servicio", pero ya en las últimas se han limitado a devolverme mi solicitud con la anotación de "denegadas" sin más explicaciones.

CUARTA.- El trato que recibo es despectivo y contrario a la dignidad que merezco como trabajadora y gata. Este trato lleva a crear una sensación de impunidad, que ha dado lugar a situaciones tan absurdas como la negativa por parte del administrativo del centro a facilitarme recetas.

QUINTA.- En numerosas ocasiones he denunciado estos hechos y otros similares que se producen de forma habitual, ante la Dirección Provincial del SACyL y de la Gerencia Gatuna de Atención Primaria, de forma verbal y escrita, solicitando que se tomen las medidas oportunas para finalizar el trato discriminatorio. Sin embargo, la postura de dicha dirección es la de inhibirse permanentemente y seguir consintiendo la situación; ni tan siquiera han accedido a proporcionarme los calendarios laborales y de turnos de atención continuada, con los que se pueden comprobar los hechos denunciados.

Esta actitud hace que la responsabilidad se extienda igualmente al menos al gerente de atención primaria para gatos, y me obliga a dirigir directamente la denuncia ante el Sr. Gerente de Área Gatuna de Gatola.

## José Luis Martín Gómez

SEXTA.- Con el fin de comprobar los hechos denunciados, debe abrirse el correspondiente periodo de prueba, en el que debe de tomarse declaración a los denunciados, al administrativo del centro gatuno de salud, así como recabar todos los calendarios de turnos de atención continuada de los años 2007 y 2008, calendarios de vacaciones de todos los chamanes adscritos a la Zona Básica de Salud, contestaciones a mi solicitudes de vacaciones e informes elaborados con motivo de las mismas y actuaciones realizadas como consecuencia de las denuncias formuladas por mí.

POR LO EXPUESTO:

SOLICITO AL Sr. GERENTE DE ÁREA GATUNA DE GATOLA que presentado este escrito lo admita, tenga por formulada la DENUNCIA que consta en el mismo, y, previos los trámites que procedan, acuerde incoar expediente sancionador, practicar las pruebas solicitadas, y finalmente dictar la resolución que proceda a la vista de los hechos denunciados.

Gatola a 7 de enero de 2009

Fdo: Doña Flora si se la Meto Chilla si se la Saco Llora

Yo, Jeremías Pelotari Tocador, digo que lo anteriormente es cierto y se entregó el anterior escrito el día 08/01/2009 a las 13:25'54", ante la delegación de Gerencia de Área Gatuna de Gatola de la JUNTA DE CASTILLA Y LEÓN con el número de entrada 20090450000717; como así consta debidamente sellado.

Con este escrito dirigido al superior inmediato del cornudo del Gerente de Atención Primaria, se le acabaron todos los problemas a mi señora esposa y de ahí que ahora ande como puta por rastrojo para que se me sancione, la piel se está dejando con tal de conseguirlo, pero el día que me lo encuentre de cara, juro que, le arranco la cornamenta de la que es portador, de raíz.

## Políticos de quinta mano

Os cuento una de las innumerables putadas que en el Centro de Salud hice varias noches en las que no acudió nadie y tuve tiempo de realizar y que terminó por llegar a oídos del cornudo anteriormente citado.

Como ya os he comentado de las innumerables putadas que hice, en una ocasión no se me ocurrió otra cosa que hacer centenares de fotocopias de las finanzas de la Gerencia Gatuna de Especialidades de Gatola, sacadas a la luz pública por la auditoría de la Consejería de Hacienda de Castilla y León que detectó "pagos indebidos" y "retribuciones arbitrarias" en la Gerencia Gatuna de Atención Especializada (GAE) de Gatola, lo que viene a corroborar lo que mi esposa Doña Flora en su día denunció, aunque no lo detectaron en atención primaria gatuna, si lo detectaron en la de atención especializada, debe ser que el Sr. Gerente de atención gatuna de atención primaria sabe más que los ratones "coloraos" en asuntos de contabilidad o tiene "padrinos" en la Consejería de Sanidad de Hacienda de Castilla y León, algo que no sería de extrañar por su trayectoria de político de quinta mano y además de quinta categoría.

Los días que trabajaba por las noches empapelaba, con fotocopias, toda la zona de la entrada con los datos proporcionados por la citada Consejería de Hacienda de Castilla y León y ya estaba preparada la escandalera en el Centro de Salud Gatuno de Gatola en el que presto funciones como telefonista. Se da por supuesto que todas las fotocopias las realicé con las fotocopiadoras del SACyL, yo no gasté en ellas ni un céntimo. La consejería de Hacienda detectó un importe de 182,2 millones de euros que se han volatilizado.

Estas fotocopias estaban hechas, de la noticia que se publicó en el periódico subvencionado, (según aseguran las malas lenguas) por el PSOE: "Público.es", el diario más social de Europa, según consta en su página webs

Ante esta escandalera el Sr. Consejero de Sanidad, no se le ocurrió otra cosa que negar el informe emitido por la Consejería de Hacienda de su propia comunidad, pero de todo esto la prensa de la Comunidad no sacó ni una sola noticia, se oyen rumores que la tienen bien engrasada para que haga chitón y no con un aceite cualquiera, como mínimo es el famoso "tres en uno", que es como yo tengo feliz a mi gata la Sra. Flora, sexualmente actuando, cada vez que entra en celo. Por cierto, tanta querella que van a poner ahora contra Luis Bárcenas, los señores del Partido Popular que llevan gobernando más de treinta años en la Comunidad de Castilla y León, contra los señores de la Consejería de Hacienda, ni se les pasó por las dos o tres neurona que entre todos suman en sus cerebros a modo de conjunto vacio, ni tan siquiera insinuarse sobre querellas contra nadie.

Además de este agujero el informe señala entre otras irregularidades las siguientes:

1.- La gestión económico financiera desarrollada por la GAE de Gatola no se ajusta adecuadamente a los principios de buena gestión, tras auditar la gerencia que agrupa la GAE: el Clínico Universitario, el Virgen de la Vega, el de Los Montalvos, el de Béjar y el Centro de Especialidades de Ciudad Rodrigo.

2.- Incumplimientos normativos, deficiencias en el control interno, retribuciones arbitrarias y lo más grave, lo que ya hemos referido antes "obligaciones de imputar por un importe de 182,2 millones de euros".

3.- La Consejería de Hacienda señala un sinfín de "prácticas contrarias a la normativa" como, por ejemplo, que se contabilizan en el ejercicio gastos que corresponden a ejercicios futuros" o que a 31 de diciembre de 2011 están pendientes de posicionar créditos para pago de intereses de los ejercicios 2009, 2010 y 2011". "Las cuentas de existencias de farmacia no refleja correctamente el importe de las mismas", "la cuenta de combustible presenta el mismo importe desde 2005".

4.- "Durante el ejercicio 2011 se imputaron al presupuesto obligaciones de ejercicios anteriores", advierten los auditores de que "en ninguna de las facturas analizadas figura la aprobación del gasto por el órgano competente". Señalan los auditores que: "Durante gran parte del ejercicio 2011 se supera el importe máximo autorizado de efectivo en caja".

5.-Lo auditores señalan la falta de "supervisión de tareas" y que "sigue sin implantarse ningún mecanismo de control de horarios y asistencia". Señala el informe que se advirtieron los mismos errores que en años anteriores, pero que por lo que se ve la cosa no tiene ni cura ni remedio y eso que hablamos de hospitales.

6.-Trabajadores pertenecientes al colectivo de personal directivo figuran con nombramiento provisional, práctica ilegal porque "no existe convocatoria para la ocupación de las plazas, eludiendo así los principios de publicidad y concurrencia", para fijar importes de varias actividades, "existen acuerdos verbales" entre los propios trabajadores y, además, se han realizado "contratos eventuales a muchos trabajadores por tiempo prolongado sin pasar por un proceso selectivo".

7.- "Pagos indebidos a Personal Residente en formación", "retribuciones por actividades realizadas fuera de la jornada habitual".

8.- "195 efectivos no están en el listado de nóminas y 112 personas están en el listado de nóminas y no forman parte del listado de efectivos".

9.- Más de lo mismo, a pesar de haber detectado tantas ilegalidades, el informe advierte que la documentación facilitada por la Gerencia "NO SE CONSIDERA FIABLE", pues un "21,46% del gasto del ejercicio no está incluido en el listado de facturas".

10.- No ha facilitado documentación relativa a gastos específicos como limpieza, energía eléctrica, gas y gasóleo.

Estos son los diez mandamientos de la Consejería de Atención Especializada de Gatola, que espero ampliaros en un futuro próximo.

Mandamientos que quedan resumidos en uno solo y dado a conocer por el Consejero de Sanidad de la Junta de Castilla y León el Ilustrado e Ilmo. Sr. Don Antonio Sáez Agudo, perdón Aguado, en su comparecencia en las Cortes, negó el "agujero negro, quiero decir contable" de 188,2 millones de euros porque: "se trata de falta de crédito para hacer frente a unas facturas que al final no se han liquidado".

A este lince, en economía, no lo supera ni el trío formado por el ex presidente Zapatero, Jordi Sevilla y el prevaricador y ex ministro de Hacienda el Sr. Don Pedro Solbes, como así lo ha confesado en el libro que ha editado con respecto a sus memorias, suerte tiene este individuo de que el Código Penal no pueda ser aplicado a los actos políticos.

Además, ya os hablaré de un blog que comencé a escribir y del que todavía conservo lo en él publicado, pero todo a su debido tiempo, que hay más días que longanizas.

Todo esto no deja de ser algo parecido, pero en mucho menor grado, al agujero negro que Don Zacarías ha creado al medio escribano de "El Encinar" al no abonarle las dos Biblias en verso que ha comprado y que le han costado mil y pico de euros.

Ante esto, Don Zacarías montó en cólera y dijo que el juramento y la respuesta que Jeremías dio al Sr. Sam Casablanca quedaba para la siguiente reunión, ordenando que fuera abandonada la sala de video conferencias inmediatamente por todos los allí reunidos, no sin antes aclarar a los presentes, que él solamente mandó que se comprara una Biblia en verso y ahora resulta que el cuasi medio escribano quiere que pague las dos.

Políticos de quinta mano

## Capítulo.- 10

## Don Zacarías y el Bitcoin

Varios días hace que llegó Don Patrocinio con la veinteañera y hasta esta mañana no se han dejado ver el pelo, han salido a dar un paseo, arrimados el uno con la otra como dos tortolitos.

A la vuelta del paseo, Don Patrocinio me ha preguntado por Don Zacarías y le he contestado que junto con el gran Akila está en la sala de video conferencias controlando a través de internet la cotización del Bitcoin en tiempo real, pues compró hace unos días doscientos mil Bitcoin a razón de cien euros por Bitcoin y está buscando el momento oportuno en el que pueda venderlos con grandes beneficios, hoy se cotizan a quinientos euros cada Bitcoin, pero no se decide a venderlos por miedo a perder dinero, pues de un día para otro la cotización sube en algunos momentos hasta seiscientos euros por Bitcoin.

Vamos a verlo -dijo Don Patrocinio- y en el momento en que entrábamos en la sala de video conferencias Don Patrocinio y el gran Akila descorchaban una botella de Don Pérignon para brindar por el éxito obtenido en la venta de los Bitcoin.

Al vernos llegar han empezado a brincar como locos poseídos y a contarnos la gran fortuna que la empresa había obtenido en la venta de la nueva moneda virtual, habían vendido los Bitcoin a seiscientos euros después de descontar la comisión que la empresa estadounidense les había cobrado por la operación.

La bronca monumental que Don Patrocinio le ha soltado a Don Zacarías por jugarse una parte del dinero negro que en Suiza tienen ha sido de las que hacen época, le ha advertido que jamás en la vida se juegue el dinero en operaciones de semejante tipo, pues lo mismo que ha ganado podía haber perdido, pero cuando le ha comentado que han sextuplicado el dinero, hasta Don Patrocinio ha pedido champagne para celebrarlo, en un momento se ha calmado con tres

## Políticos de quinta mano

copas de él y una vez que los ánimos se han calmado ha ordenado a Don Zacarías que consiga inmediatamente un par de ejemplares de la Biblia en verso, pues la gata veinteañera siente los primeros síntomas de un nuevo celo y antes de montarla quieren jurarse fidelidad eterna en santo matrimonio, no quiero hijos bastardos, pues en este país o lo que queda de él, con los bastardos de los políticos ya nos sobran.

El medio escribano tiene dos de las citadas Biblias -dijo Don Zacarías- que nos las preste por esta vez y ya compraremos más adelante unas.

No presto nada -contesté yo- y le conté a Don Patrocinio todo lo ocurrido con ellas, prefiero regalárselas para una situación tan excepcional como esta y todo en señal de la amistad que nos une.

Echó mano Don Patrocinio a su cartera y sacó de ella dos mil euros y dijo que algo tienes que ganar en los negocios, aunque sean de libros y es que además quiero conservarlas como recuerdo.

Porfié por regalárselas, pero no hubo forma de que aceptara, me dirigí a mi despacho y en menos de dos minutos ya estaban en poder del nuevo propietario.

Con ella se dirigió donde la veinteañera había permanecido esperando y dándose la vuelta antes de llegar donde la gata permanecía esperándole nos dijo que en el menor tiempo posible estuviésemos todos reunidos delante de La Casona, pues de hoy no pasaba sin desposarla.

En menos de una hora todos los trabajadores de El Encinar estábamos delante de La Casona y al momento aparecieron Don Patrocinio y la gata veinteañera adecuadamente vestidos, Don Patrocinio portaba un traje ajustadísimo de confecciones Gürtel, donde se lo habían hecho a medida por mediación del Sr. Camps cuando ocupaba la Presidencia de la Comunidad Valenciana, marcando paquete a más no poder, iban precedidos por el Chamán que era el encargado de oficiar la ceremonia.

## José Luis Martín Gómez

Don Zacarías se acercó a mí con su cámara de fotos y otra de video de alta fidelidad y -me dijo- te aseguro que no sabía nada del paquete que porta Don Patrocinio, esta veinteañera nos da una noche con sus chillidos, que la noche de la caza de los gamusinos se va a quedar en nada.

Quiero -dije- que durante la ceremonia y en el momento del juramento de fidelidad, obtenga las mejores imágenes de las cuatro patas de Don Patrocinio sobre la biblia, en primer plano, pero nada de fotos, todo ello con la cámara de video, así es que póngase en sitio destacado para poder obtenerlas y ya las veremos con detenimiento, todo esto hágalo con la debida reserva y a ello se encaminó, ocupando el mejor lugar de la primera fila de las formadas por los asistentes a la ceremonia, no sin antes decirme que Don Patrocinio me rogaba que inmediatamente, es decir, que al terminar la ceremonia preparase las capitulaciones matrimoniales, que consistirían fundamentalmente en dos, la primera que en el matrimonio habría separación de bienes y la segunda es que las camadas de cachorrillos serían alimentadas única y exclusivamente por la gata veinteañera, como es costumbre entre los gatos. Estas actas fueron firmadas por Don Patrocinio y Doña Marta al terminar la ceremonia.

# Políticos de quinta mano

## Capítulo.- 11

El casamiento.

Al comenzar la ceremonia, las dos biblias eran portadas por dos porqueros psicólogos, quienes las depositaron, como libros sagrados que son, en sendos cojines y una vez que estuvieron depositadas sobre estos, Don Patrocinio y la gata veinteañera apoyaron al unísono las cuatro patas sobre las biblias y el chamán comenzó la ceremonia, en el momento en que este preguntaba a Don Patrocinio si quería por esposa a Doña Marta Barrado Pilato, Don Jeremías Pelotari gritó: Vivan los novios y todos, excepto Don Zacarías, volvimos la vista hacia este y gritamos: Vivan.

Una vez terminada la ceremonia todos los trabajadores de "El Encinar" han pasado delante de la pareja de uno en uno y le han deseado los mejores parabienes en su nueva situación, acto seguido se ha puesto música de jotas aragonesas y todos han bailado y cantado con gran alegría.

Don Zacarías se acercó a mí y me ordenó que llamase inmediatamente al mesón restaurante "El Taurino" y reservase todo el comedor para una cena de las que hacen época y además que llame a Don J. Nuevo y que mañana a primera hora mande por lo menos treinta porqueros psicólogos para cubrir en su trabajo a los titulares de dichas plazas, pues es costumbre que la fiesta en las bodas de gatos duren siete días, además debe enviarnos un equipo completo de cocineros para estos siete días.

Una vez que todos estuvieron cansados de bailar Don Zacarías ha traído con la ayuda del rabillador y otros miembros de La Banda de los Festines una jaula llena de ratones coloraos y los ha soltado, desatándose con ello unas carreras impresionantes, todo ello a pesar del cansancio acumulado; hasta Don Patrocinio y Doña Marta se apuntaron a estas. Todos cazaron los que quisieron, Don Patrocinio y Doña Marta se hicieron con no menos de una docena de ellos, pero con el pensamiento puesto en la cena que les esperaba, todos los ratones fueron indultados y devueltos a la jaula y esta devuelta a la nave donde Don Zacarías los cría.

Todos nos hemos dirigido al mesón restaurante a cenar, no sin antes guardar la cámara de vídeo en una de las cajas fuertes como medida de seguridad. En el momento en que la estábamos guardando Don Zacarías me ha comentado que posiblemente la boda no tenga validez legal alguna, pero antes hay que repasar el vídeo con detenimiento para poder hacer semejante afirmación. Me parece que esta noche a Doña Marta terminan de calzarla como es debido y posiblemente la pequeña inflamación que tenía en una de sus patas traseras se le pase a la tripa y entonces es cuando va a quedar completamente curada y de forma definitiva de las pequeñas inflamaciones.

Durante la cena Don Patrocinio ha tirado la casa por la ventana, como vulgarmente se dice, se han servido todo tipo de mariscos y carnes y el vino como no podía ser menos en una ocasión como esta ha sido servido a discreción y para colmo se ha servido "Château Petrus", todo él grandes reservas. Vino catalogado como el mejor del mundo y que se extrae de la uva pomerol en la región francesa de Bourdeaux y más concretamente en la zona de Libournais.

La fiesta duró hasta altas horas de la madrugada y todos llegamos a El Encinar sujetándonos unos a otros.

Si Doña Marta chilló esa noche y cuantas veces, yo al menos no me he enterado y creo que los demás tampoco, bastante teníamos con dormir "la mona".

## Capítulo.- 12

## El SACyL capando ordenadores.

Una vez pasados los siete días que se emplearon en conmemoración de la ceremonia de casamiento de Don Patrocinio y de Doña Marta, los porqueros psicólogos sustitutos de los titulares y los cocineros contratados han sido pagados debidamente y despedidos, volviendo todos a sus tareas cotidianas.

Don Patrocinio y Doña Marta han salido de viaje de novios con destino desconocido y lo que es más, sin fecha determinada para su retorno. Nos ha rogado encarecidamente que avancemos a marchas forzadas en las lecturas del expediente incoado a Don Jeremías y en eso estábamos a primera hora de la mañana cuando ha llegado Don Jeremías con una circular enviada por el SACyL a todos sus trabajadores en la que les anuncia que desde ahora en adelante los ordenadores serán capados y solamente los privilegiados tendrán derecho a acceder a internet, unos solamente a determinados periódicos y los más altos mamporreros tendrán acceso incluso a páginas pornográficas durante el trabajo, oído esto por Don Zacarías ha ordenado que se le haga entrega de la circular para leerla y que tome nota de ella como es debido el medio escribano.

Una vez que la ha tenido en su poder, con la voz ronca, ha comenzado a leerla y aquí os dejo lo leído.

JUNTA DE CASTILLA Y LEÓN

Consejería de Sanidad

Procedencia: GERENCIA DE ATENCIÓN PRIMARIA DE GATOLA

De: DIRECCIÓN DE GESTIÓN

Teléfono: 923 29 09 00 Ext. 53213

# Políticos de quinta mano

Destino: TODOS LOS COORDINADORES Y RESP. APRENDICES DE CHAMÁN

Fecha: 21/02/2014

Nº total páginas: 2

Incluida cubierta: Si

Desde la Dirección General de Planificación e Innovación se nos informa que con fecha 1 de marzo de 2014 se van a modificar los perfiles de acceso a internet, con la pretensión de racionalizar el acceso a internet y que dicho acceso sea más rápido.

Estos perfiles se estructuran de la siguiente forma:

Nivel 1.- Sin acceso. Este sería el usuario por defecto. No tendría acceso externo, pero sí a toda la red de la Junta de Castilla y León, incluyendo BOCyL, Pérsigo.

Nivel 2.- Acceso restringido. Usuario con acceso a URLS concretas, entidades públicas, organismos externos o empresas colaboradoras (ej. Aranzadi, sistema de red de la Seg. Social, MTAS, Sistemas Tirea...)

Nivel 3.- Acceso básico. Perfil de navegación con acceso a internet, sin acceso a URLS de prensa, ocio y cualquiera que no esté intrínsecamente relacionado con el trabajo que desempeña.

Nivel 4.- Acceso extendido. Perfil de navegación con los permisos de usuario básico, más algunas excepciones en prensa y otros contenidos (ej. Pornografía)

Nivel 5.- Acceso avanzado. Perfil de navegación con los permisos de nivel 4, más acceso a redes sociales, streaming, etc.

Nivel 6.- Acceso ilimitado. Acceso total sin restricciones.

El método de acceso de los usuarios, seguiría siendo de momento, el binomio usuario/contraseña vinculado al LDAP.

Para realizar la necesaria correspondencia entre los perfiles y las personas se han tenido en cuenta las siguientes premisas:

1.- Todos los usuarios tienen acceso de nivel 1 por defecto.

2.- El acceso al resto de niveles se haría al puesto/categoría de trabajo con la siguiente asignación:

Personal directivo y soporte directivo, nivel 5, es decir mamporreros mayores.

Coordinadores, nivel 4, es decir, mamporreros simples.

Jefes de servicio y/o coordinación, nivel 4, es decir, simples mamporreros.

Chamanes, nivel 3, es decir, pelagatos.

Aprendices de Chamán, nivel 3, es decir simples pelagatos.

Personal administrativo y otros colectivos, nivel 1, es decir, los pelaos.

3.- Los accesos no se darían por "usuarios genéricos" en ningún caso.

4.- Los accesos son personales y, por lo tanto, se auditarán, lo que no se sabe es cuando.

Si excepcionalmente y por las tareas que realiza una persona se considerara que el nivel de acceso debe ser diferente al asignado, lo deberían justificar y motivar a esta gerencia de atención primaria antes del próximo 27 de febrero.

El plazo máximo de entrada del nuevo sistema es el 1 de marzo del 2014, esto implica que a partir de dicha fecha, el anterior sistema dejaría de ser válido, y por tanto, NO se podría acceder a internet si no se ha hecho la migración al nuevo sistema.

Agradeciendo la colaboración.

# Políticos de quinta mano

DIRECTOR DE GESTIÓN Y SS.GG.

Fdo.: J.C. Península.

PD. Los ordenadores serán capados a retorcijón y sin anestesia.

Aquí tomó la palabra el Gran Akila y nos leyó el artículo 72, punto 2 en su apartado R de la Ley 55/2003 de 16 de diciembre y que dice que serán consideradas faltas muy graves, la utilización de locales, instalaciones o equipamiento de las instituciones, centros o servicios de salud para la realización de actividades o funciones ajenas a dichos servicios.

Las faltas muy graves -continuó- están castigadas con la suspensión de empleo y sueldo por un mínimo de dos años y un máximo de seis. Entrar a chatear con los amigos en Facebook es el trabajo más importante que tiene que realizar durante su jornada laboral cualquier politiquillo de quinta mano.

Saquen Ustedes sus propias conclusiones, sobre los mastuerzos que dirigen las instituciones y se saltan las leyes, que ellos mismos promulgan -dijo Don Jeremías-, es que eso de ser juez y parte, es muy bonito y te da prestigio y chulería sobre todo.

José Luis Martín Gómez

**Capítulo.- 13**

**Resolución de expediente**

JUNTA DE CASTILLA Y LEÓN

Consejería de Sanidad

OFICIO

>Destinatario: D. Jeremías Pelotari Tocador
>
>C/ Los gatos licenciados 12, 1 B
>
>Gatola.

Fecha: 09/10/2013

Remitente: D.G. DE RECURSOS GATUNOS. SERVICIOS JURÍDICOS.

N/Ref.: DGRG/SRJYR/AP/LRM

Asunto: Resolución 1-10-2013; D. Jeremías Pelotari Tocador

Adjunto se remite, para su conocimiento y efectos oportunos, resolución de 1 de octubre de 2013 del Director Gerente de la Gerencia Regional de Salud Gatuna por la que se resuelve el expediente disciplinario

>Valladolid. 9 de octubre de 2013
>
>EL JEFE DE SERVICIOS DE
>
>RÉGIMEN JURÍDICO Y RECURSOS

>Fdo.: Jesús Barbas sin Recortar

## Políticos de quinta mano

Comienzo la lectura y no puede hablar nadie -dijo Don Zacarías- hasta que no le recortemos las barbas a este ilustre Letrado o mejor hasta que no termine de leer lo escrito por semejante cernícalo. De todas formas a su debido tiempo lo esquilaré como a las ovejas.

Copia medio escribano, que en esta resolución que he leído ya un par de veces junto con el Gran Akila, quien en los momentos oportunos de la lectura nos explicará las Leyes que aquí aplica este barbudo, digno sucesor de Fidel Castro, pues en esta resolución del expediente, no hay desperdicio y sí muchas faltas de ortografía, quiero la copia con las faltas cometidas por el jefe de los servicios jurídicos, si así escribe el jefe, como escribirán los demás, seguramente mejor que él, pero no serán lameculos y mamporreros por eso no ostentan el cargo de jefe. Sin más comenzó a leer y dijo:

JUNTA DE CASTILLA Y LEÓN.

Consejeria de Sanidad Gatuna.

Gerencia Regional de Salud para Gatos.

Ref.: SRJR/AP

Resolucion de 1 de octubre de 2013 del Director Gerente de la Gerencia Regional de Salud Gatuna, por la que se resuelve el expediente disciplinario incoado a D, Jeremías Pelotari Tocador, telefonista de uno de los Centros gatunos de Gatola.

Del expediente instruido al interesado resultan, en síntesis, los siguientes

ANTECEDENTES DE HECHO

1.- El expediente que enjuiciamos fue ordenado instruir mediante acuerdo del Gerente de Salud Gatuna del Area de Gatola, más conocido por "el cucharas", pues ni pincha ni corta en su trabajo, de 22 de noviembre de 2012 (folio 3), con designación de Instructor y Secretaria, al telefonista de uno de los Centros de Salud de Gatola, D. Jeremías Pelotari Tocador, acompañándose la documentacion referida a la información previa, de lo que hay constancia en los folios 1 al 66. El día 26 de noviembre se constituyó el órgano instructor,...

Nadie sabe quien fue el que dijo desde el fondo de la sala de vídeo conferencias: "para órgano el mío", el problema es que en el fondo de la sala no hay nadie, sospecho que Jeremías es ventrílocuo, pero no lo puedo confirmar, lo que sí confirmo es el cabreo que mostró Don Zacarías con palabras malsonantes y que me niego a copiar, después de esto Don Zacarías siguió leyendo.

...comunicándose con esa misma fecha a la Gerencia de Salud Gatuna del Área de Gatola la aceptación de los nombramientos y el comienzo de las actuaciones, procediendose a incorporar al expediente la documentación recibida, consistente en los siguientes documentos:

1.1.- Escrito de remisión de la información previa practicada al telefonista D. Jeremías.

1.2.- Informe de fecha 27 de septiembre de 2012, relativo a la información previa practicada al telefonista de uno de los Centros de Salud de Gatola. D. Jeremías.

1.3.- Acta de la comparecencia de D. Jeremías del día 20 de septiembre de 2012.

1.4.- Documentacion remitida por el Centro de Salud, relativa a la actividad del Centro de Salud, del día tres de abril de 2012.

1.5.- Citación a Don Jeremías para comparecencia el día 22 de agosto de 2012.

1.6.- Documentación relacionada con el incidente ocurrido con el Servicio de Emergencias Gatunas el 4 de abril de 2012, objeto de investigacion, del que fue protagonista el expedientado, Don Jeremías Pelotari, consistente en:

a) Escrito remitido a la Gerencia de Emergencias Gatunas por D. Jeremías Pelotari Tocador.

b) Transcripción de la grabación del incidente.

1.7.- Acuerdo de la Gerencia de Salud de aréa Gatuna de Gatola encargando la práctica de la información previa al expedientado, D. Jeremías Pelotari Tocador.

1.8.- Escrito del Gerente de Atención Primaria, de 22 de junio de 2012, poniendo los hechos objeto de investigación en conocimiento de la Gerencia de Salud de área Gatuna y dando traslado de las actuaciones practicadas.

2.- Mediante oficio de 30 de noviembre de 2012, se procedió a dar comunicación al interesado de la incoación del expediente. Así mismo, se le comunicaron los nombres del Instructor y de la Secretaria y la fecha de inicio de actuaciones. Todo lo cual obra a los folios 67 y 68.

3.- El objeto del presente expediente tiene su origen en los hechos acaecidos en la noche del 3 al 4 de abril de 2012 (madrugada del día 4 de abril) en el Centro de Salud Gatuno en el que presta servicios de telefonista, de Gatola y, en consecuencia, como encargado de la recepción de llamadas de pacientes demandando asistencia. Siendo las tres horas, treinta y un minutos y treinta y dos segundos, el telefonista del Centro de Salud Gatuno de Gatola atendió una llamada telefonica realizada por los Servicios de Emergencias Gatunas, que se desarrolló en los siguientes términos:

Telefonista de Gatola: ¿SÍ?

Gestor Sanitario: Buenas noches, llamo de Emergencias. Es para pasarles un aviso. Es en C/ Serradilla, de Gatola. El teléfono es el 923923923 y la paciente es Antonia Molestadora de Chamanes, de 77 años. ¿Es Usted el Chamán?

Telefonista Gatola: No.

Gestor Sanitario: ¿Me pasa con el Chamán?.

Telefonista Gatola: No.

Gestor Sanitario: ¿No hay ningún Chamán?.

Telefonista Gatola: Si. Hay tres.

Gestor Sanitario: ¿No me puede pasar con ninguno?.

Telefonista Gatola: No, en este momento no.

Gestor Sanitario: Pues un momento que le paso con el Chaman de sala.

La conversación con el Chaman regulador, iniciada a las 3 horas, 32 minutos y 31 segundos de la madrugada del 3 al 4 de abril de 2012, se desarrolló en los siguientes términos:

Chamán regulador: Hola, buenas noches.

Telefonista Gatola: Hola, buenas noches.

Chamán regulador: Soy uno de los Chamanes de Emergencias, quería hablar con alguno de los Chamanes.

Telefonista Gatola: En este momento no puede ser, porque hay un cachorro de gato aquí que está bastante mal y está ahí atendiéndolo.

Chamán regulador: ¡Vale¡ y ¿nada más está ese Chaman?.

Telefonista Gatola: No, los demas están acostados, no están en su turno y para coger un aviso, yo tengo todos los datos, no se que es lo que ustedes quieren decirme más.

Chamán regulador: Yo quería hablar con un Chamán porque es lo que hacemos normalmente, me dice que no puede, pues de acuerdo. Yo ahora le doy la información y se lo pasa Usted. Paciente gatuna de 77 años que ha estado en urgencia ayer por dolor abdominal, la han puesto un tratamiento, no cede, está con bastante dolor, le va al dedo de la pierna y además se encuentra muy mareada. Hasta luego.

## Políticos de quinta mano

Telefonista Gatola: Hasta luego.

Siendo las 4 horas, 14 minutos y 28 segundos de la madrugada del 4 de abril de 2012, se produce una nueva llamada del Gestor Sanitario de Emergencias Gatunas al Centro de Salud Gatuno de Gatola interesándose por la asistencia demandada desde la C/ Serradilla, llamada atendida por D. Jeremías Pelotari Tocador, que transcurrió en los siguientes términos:

Telefonista de Gatola: Urgencias Gatunas. ¿Dígame?.

Gestor Sanitario: Buenas noches, le llamo de Emergencias Sanitarias para Gatos, era para confirmar si habían salido los Chamanes a la Calle Serradilla.

Telefonista Gatola: Pues no lo sé si han salido o no.

Gestor Sanitario: No lo sabe Usted, no tiene ningún número de móvil para que podamos hablar con ellos.

Telefonista Gatola: ¿El número de movil del Centro Gatuno? Sí.

Gestor Sanitario: Sí el de los Chamanes. Es que hemos llamado al teléfono…

Telefonista Gatola: 669.

Gestor Sanitario: ¿942451?.

Telefonista Gatola: No. Si, si, si. Ese, ese.

Gestor Sanitario: Pues no, no tienen cobertura.

Telefonista Gatola: Ese es el problema que no puede uno contactar con ellos. No hay cobertura, puede haber cobertura en un momento dado cuando estén en la cima de la montaña, en algún teso o algo, pero si aciertas en ese momento bien, pero si no, no hay cobertura.

Gestor Sanitario: De acuerdo gracias, buenas noches.

Un momento -dijo Akila- Usted, D. Jeremías. ¿Tiene acciones en la compañía telefónica del citado número de móvil?

D. Jeremías: ¡No¡

Suerte ha tenido Usted en no tenerlas, pues si las hubiera tenido a estas horas, tendría dos expedientes como mínimo, el otro sería por no tener cobertura el teléfono de los Chamanes. Puede continuar la lectura.

Siendo las 4 horas, 19 minutos y 57 segundos, se produce una nueva llamada al Centro de Salud Gatuno, atendida por D. Jeremías Pelotari Tocador, llamada que fue efectuada por la jefe de Sala de Emergencias Gatunas y que transcurrió en los siguientes términos:

Telefonista Gatola: Urgencias Gatunas. ¿Dígame?

Jefe de Sala: Hola buenas noches. ¿Es Usted el telefonista que está de guardia?

Telefonista Gatola: Sí.

Jefe de sala: Mire, soy el jefe de sala de Emergencias Sanitarias para gatos.

Telefonista Gatola: Sí.

Jefe de sala: Me puede confirmar si el Chamán ha salido al aviso de la C/ Serradilla.

Telefonista Gatola: Pues han salido, pero yo no sé si han salido para la C/ Serradilla o para Laberiano.

Jefe de sala: ¿Tenían dos avisos?.

Telefonista Gatola: No, nada más que uno.

Jefe de Sala: ¿Entonces, como sabe si van a uno o a otro?.

En este momento el Gran Akila obligó al lector a hacer una pausa y dijo: Me parece Don Zacarías que el vino que hoy no nos sirve durante la lectura se lo debe de estar bebiendo esta intelectual y el vino le sienta mal o mejor creo que es un poco lerda, pues si le dicen que solamente hay un aviso, no entiendo como cojones se le ocurre afirmar que D. Jeremías sabrá si han ido a uno o a otro.

Ante la indirecta que Akila le tiro en el asunto del vino, Don Zacarías ordenó al rabillador que pidiese a la cocina raciones de piensos Correa, raciones de ratones "coloraos" y una docena de botellas de reserva del 98, dando orden de suspender la lectura hasta que todo lo pedido llegase y se reanudaría la lectura una vez que nos atizáramos al menos unas tres copas por barba.

Al cabo de veinte minutos llegó lo pedido a la cocina y después de remojarnos el gaznate a conciencia, la lectura se reanudó de nuevo, que continua así:

Telefonista Gatola: Porque no me lo han dicho.

Jefe de sala: Pero, tenían dos avisos o solamente el de la C/ Serradilla.

Telefonista Gatola: Solamente uno.

Jefe de sala: ¡Entonces, Usted sabrá si han salido a él o no¡, o se han ido a otro sitio diferente.

Telefonista Gatola: ¡Ah¡ y yo que sé. Yo los he visto que han cogido el coche, el teléfono de aquí y se han ido, una vez que ya han salido de aquí, no sé ya a donde van.

Jefe de sala: ¡Ah¡ y no tiene ni un móvil para comunicarnos con ellos.

Telefonista de Gatola: Si, quiere usted el móvil.

Jefe de sala: Pues sí, si me hace el favor.

Telefonista Gatola: Sintiéndolo mucho, el móvil se lo han llevado ellos y no puedo dárselo, pero el número del móvil sí, es el 669942451.

## José Luis Martín Gómez

Jefe de sala: Vale¡

Telefonista Gatola: Usted es la controladora del Centro de Salud Gatuno este.

Jefe de sala: No, no la controladora, soy la Jefe de sala de Emergencias Sanitarias Gatunas, del Centro Coordinador.

Telefonista Gatola: Yo pensaba que era usted la que ordenaba y mandaba aquí, porque ya es la tercera vez que llama o cuarta vez.

Jefe de sala: No, llamaremos todo lo que sea preciso.

Telefonista Gatola: Si, si. Yo voy a estar aquí hasta las 8 de la mañana, si quiere me estoy aguantándola a usted hasta las 8 de la mañana.

Jefe de sala: ¿Cómo se llama Usted?

Telefonista Gatola: Brosio.

Jefe de sala: ¿Qué más?

Telefonista de Gatola: Am, Am Brosio, al estilo de Bond, James Bond y ¿usted cómo se llama?.

Jefa de sala: Pues la Doctora Arañez. No tengo ningún problema, porque sepa que le he hecho una Incidencia hoy desde el Centro Coordinador para Gatos, por la mala colaboración que ha tenido usted durante la noche en Emergencia Gatunas.

Telefonista de Gatola: En cuanto a la incidencia, si cree que ha sido pequeña, le recomiendo que haga un par de ellas más y en cuanto a lo de la mala colaboración, esa es la opinión que tiene usted.

Jefe de sala: No, está todo grabado, ¿eh?.

Telefonista Gatola: Vale, de acuerdo, muchísimas gracias.

Jefe de sala: Adios.

## Políticos de quinta mano

A las 4 horas, 23 minutos, 59 y 13 segundos, y a las 4 horas, 59 minutos y 55 segundos de la madrugada del 4 de abril de 2012, la conversación entre el Chamán regulador y los miembros del equipo de Soporte Vital Básico (SVB), que habían atendido a la paciente de la C/ Serradilla transcurrió en los siguientes terminos:

4H23M13S

SVB Gatola: Sí, dime.

Chamán regulador: Hola mira, ha llamado la jefa de sala y parece que deben de haber salido.

SVB Gatola: Vale, perfecto.

Chamán regulador: Esperáis un poco y ya está. ¿Sabes cómo se llama el telefonista que está hoy de noche? ¿Am Brosio puede ser?.

SVB Gatola: No. Jeremías.

Chamán regulador: Vale, vale encima ha dado el nombre mal. Sería importante que nos lo confirmarais. No vayamos a poner el nombre de otro y no sea el suyo.

SVB Gatola: Pues nada no te preocupes.

4H59M55S

SVB Gatola: ¿Sí?, Gatola.

Chamán regulador: Hola. Buenas noches, mira soy el Chamán regulador, ya habéis confirmado el nombre del telefonista?.

SVB Gatola: Si. Jeremías se llama, sí.

Chamán regulador: Venga, pues nada más, le dieron el alta in situ ¿Verdad? Lo que tú decías.

Si, era una infección de orina nos dijo la Chamán, le hicieron un combur y dio infección de orina y dijo que nos viniéramos, que le daba el alta.

Chamán regulador: Pues muchas gracias, hasta luego.

Extremos que constan en la transcripción de la grabación 20120059159, de la asistencia de la C/ Serradilla del 4 de abril de 2012, obrante a los folios 39 a 52 del expediente, grabación de la que consta una copia en CD incorporado al folio 180 del expediente.

4.- Iniciadas las actuaciones correspondientes y notificadas al expedientado, con fecha 30 de noviembre de 2012 se procedió por el Instructor a citar a Don Jeremías Pelotari Tocador a comparecencia para el 20 de diciembre de 2012, en la Gerencia de Salud Gatuna para Gatos, a fin de tomarle declaración (folio 67). Por providencia de 14 de diciembre de 2012, se acordó la suspensión de la comparecencia de D. Jeremías, señalada para el 20 de diciembre de 2012 (folio 168), en tanto no se recibiera copia de la grabación en sonido de las llamadas referentes a la asistencia demandada en la noche del 3 al 4 de abril de 2012 desde la C/ Serradilla, conforme así había interesado el expedientado en escrito de 11 de diciembre de 2012 (folio 169).

5.- Suspendida la comparecencia y participada dicha suspensión al expedientado con fecha 14 de diciembre de 2012 (folio 172), con la misma fecha se requirió el envío de la grabación (folio 171), oficio contestado por la Gerencia de Salud de Área Gatuna el 28 de diciembre de 2012 (folio 175), contestación en la que se señala que la copia de grabación interesada ha de ser solicitada directamente a la Gerencia de Emergencias Gatunas, indicación atendida por el instructor por providencia de 3 de enero de 2013 (folio 174), por la que se acordó requerir de la Gerencia de Emergencias Gatunas, 112, la grabación antedicha, requerimiento que fue atendido por el 112, remitiendo la grabación con fecha 11 de enero de 2013 (folio 180), grabación que fue incorporada al expediente por providencia de 11 de enero de 2013, por la que, asimismo, se acordó dar traslado al expedientado de la copia de la grabación recibida y se procedió a nueva citación para celebrar la comparecencia suspendida, señalandose el 6 de febrero de 2013, en el mismo lugar que en el anterior señalamiento, Gerencia de Salud de Área Gatuna (folios 179 a 181).

6.- Llegado el 6 de febrero de 2013 y compareciendo en la Gerencia de Salud de Área Gatuna de Gatola el expedientado, no pudo celebrarse la comparecencia por imposibilidad personal del Instructor, como obra en diligencia que así lo recoge al folio 185, por lo que se procedió a una nueva citación para celebrar la comparecencia suspendida, señalandose el 25 de febrero de 2013 (folio 186), comparecencia que se celebró finalmente en dicha fecha con el resultado que obra en el acta (folios 189 y 190) en que se dice, entre otras cosas, que (…) por la noche tienen repartida (los Chamanes) la guardia en tres turnos: de 12:00 a 2:40, de 2:40 a 5:20 y de 5:20 a 8:00 de la mañana. El Chamán que está en su turno asume todas las responsabilidades que haya.(…)".

7.- Advertido error en la comunicación de comienzo de actuaciones cursada a la Gerencia de Salud de Área Gatuna el 26 de noviembre de 2012, por providencia de 30 de noviembre de 2012, se procedió a subsanar el error, subsanándose la notificación anterior de inicio de actuaciones practicada a la Gerencia de Salud de área Gatuna por oficio de 30 de noviembre de 2012, por el que se participó a la Gerencia el error advertido en la comunicación inicial y de la subsanación acordada.

8.- Iniciadas las actuaciones, se acordó requerir de la Gerencia de Atención primaria para Gatos información sobre los siguientes extremos en relación al expediente disciplinario (folios 70 y 71):

8.1.- Telefonistas que prestaban servicio en el Centro de Salud de Gatola el día de los hechos, objeto de expediente, 4 de abril de 2012, con expresión de domicilio, a efecto de notificaciones.

8.2.- Telefonistas que prestaron servicios en el Centro de Salud Gatuno de Gatola, hasta la fecha de los hechos, 4 de abril de 2012, con expresión de domicilio a efectos de notificaciones.

8.3.- Chamanes que realizaban guardias en el Centro de Salud de Gatola, en cualquier modalidad y bajo cualquier sistema organizativo, en la fecha de los hechos objeto del expediente, 4 de abril de 2012, con expresión de domicilio a efectos de notificaciones.

8.4.- Actuaciones realizadas por la Gerencia de Atención Primaria Gatuna en relación con las manifestaciones del Equipo de Soporte Vital Básico de Gatola al Chamán regulador, contenidas en la página 6 de la transcripción de la grabación nº 20120059159, en C/ Serradilla (Gatola) correspondiente a los hechos denunciados en el expediente ordenado instruir al telefonista D. Jeremías.

8.5.- Chamanes que prestaron servicio de guardia bajo cualquier sistema organizatorio en el Centro de Salud Gatuno de Gatola desde el 1 de enero al 30 de abril de 2012, con expresión de domicilio a efectos de notificaciones.

8.6.- Informe sobre el sistema de organización de las guardias de emergencias para la atencion continuada, con expresión del numero diario de Chamanes que prestan el servicio, distribución de tareas y horarios, organización de la consulta, de la atención domiciliaria y régimen de descanso de los Chamanes durante la jornada.

8.7.- Instrucciones dadas a los telefonistas para actuar en la atención de las llamadas en demanda de atención domiciliaria en relación con los facultativos y, en concreto, si tienen orden expresa de no molestar a los que están descansando.

Documentación que finalmente se interesó de la Gerencia Gatuna de Atención Primaria (folios 70 y 71).

9.- Por providencia de 30 de noviembre de 2012 se acordó por el organo instructor requerir los antecedentes disciplinarios del expedientado e información sobre su posible condición de representante sindical. Información requerida de la Gerencia de Área Gatuna por oficio de 30 de noviembre de 2012 (folio 73), oficio contestado por la Gerencia Gatuna por oficio de 11 de diciembre de 2012, por el que se informaba al instructor de la no existencia de antecedentes disciplinarios del expedientado y de no ostentar D. Jeremías cargo alguno de representación sindical (folios 75 a 78).

10.- La información requerida de la Gerencia Gatuna a la que se ha hecho alusión, fue remitida por el órgano requerido al instructor por nota interior de 10 de diciembre de 2012, e incorporada al expediente por providencia de 11 de diciembre de 2012, como consta a los folios 74 a 167.

11.- No estimandose necesaria por el instructor la practica de ninguna otra diligencia, por providencia de 8 de abril de 2013 (folio 191), se acordó traer el expediente a la vista del interesado, a fin de formular el oportuno pliego de cargos, que remitido al expedientado, por correo certificado con acuse de recibo, a fin de que, en el plazo máximo de diez días, a partir de su recibo, pudiera formular el oportuno pliego de descargos, dándose asimismo al expedientado vista del expediente, a efectos de su examen y alegaciones, advirtiendole que, si transcurrido dicho plazo de diez días, no hubiese formulado pliego de descargo continuarían las actuaciones (folio 191).

12.- Por el instructor se formuló el preceptivo pliego de cargos, con fecha 8 de abril de 2013, siendo los cargos formulados los siguientes (folio 192):

12.1.- Negarse reiteradamente, en la madrugada del 4 de abril de 2012, a pasar la llamada del Centro de Emergencias Gatunas a los chamanes de guardia del Centro de Salud para Gatos, a fin de atender la urgencia demandada por paciente en calle Serradilla, a través del servicio de Emergencia Sanitarias Gatunas.

12.2.- Negarse, en la madrugada del 4 de abril de 2012, a identificarse ante los requerimientos efectuados en tal sentido por la responsable del Servicio de Emergencias y la expresión de manifestaciones dirigidas a dicha responsable, tales como:

"¿Vd. Es la controladora de este Centro de Salud Gatuna?"

"Yo pensaba que era usted la que ordenaba y mandaba aquí, porque ya es la tercera vez que llama o cuarta vez."

"Sí,...si quiere me estoy aguantandola a usted hasta las 8 de la mañana."

"Me llamo Am Brosio y usted, ¿cómo se llama?

12.3.- Dormir en su puesto de trabajo el sábado 22 de octubre de 2011 y dirigirle al demandante de asistencia Don Rubén Vegas Sánchez expresiones tales como la siguiente:

"Cuando me veas por la calle me tocas las palmas, si tienes cojones"

13.- Notificado al expedientado el pliego de cargos por oficio de 8 de abril de 2013, por correo certificado con acuse de recibo (folios 193 y 194), con fecha 22 de abril de 2013, con registro de entrada de la misma fecha en la Gerencia Gatuna de Atención Primaria, Centro de Salud Gatuna de Gatola, se formuló por el expedientado escrito de descargos, en el que literalmente se dice, en relación con los cargos formulados (folios 196 a 202):

13.1.- Previa.

Nulidad por infracción del artículo 35 del Real Decreto 33/1986, de 10 de enero. Aplicación del art. 62 de la Ley 30/1992 de 26 de noviembre. Dispone la primera de las normas citadas que, una vez incoado el procedimiento y practicadas las diligencias que el instructor estime procedentes, incluida la declaración del expedientado, el instructor deberá formular el pliego de cargos en el plazo no superior a un mes desde la fecha de incoación del expediente. Así mismo, establece que en dicho pliego de cargos no solo se harán constar las presuntas faltas cometidas sino que también deberá expresar las sanciones que pudieran ser de aplicación.

En el presente caso, el pliego de cargos fue dictado fuera del plazo de un mes establecido en dicha norma (la incoación del expediente data del día 22-11-2012; la declaración del suscribiente ante el instructor se realizó el día 25-01-2013 y el pliego de cargos lleva fecha de 08-04-2013) y en él tampoco se especifican las sanciones que pudieran llegar a imponerse, por lo que, a tenor de lo establecido en la segunda de las normas citadas, dicha resolución es nula de pleno derecho procediendo, en consecuencia, el archivo del presente expediente sancionador.

13.2.- Primera.-

13.2.1.- Incierto lo recogido por el instructor en el correlativo del pliego de cargos cuando me imputa una negativa reiterada a pasar la llamada del Centro de Emergencias Gatunas a los Chamanes de guardia del Centro de Salud Gatuna. Lo único cierto es que no hubo tal negativa sino una imposibilidad de pasar la llamada en ese momento al Chamán que prestaba la guardia puesto que se hallaba ocupado atendiendo una urgencia. Ello viene corroborado y acreditado por los documentos obrantes en el propio expediente, a saber:

a) Folio 2 del expediente (punto 1.- Antecedentes): recoge expresamente que el propio Gerente de Emergencias Sanitarias para Gatos reconoce que no se pasó la llamada al Chamán que estaba de guardia puesto que estaba ocupado atendiendo una urgencia.

b) Folio 23 del expediente: parece apreciarse que a las 03:30 horas la Chamán de guardia se encontraba atendiendo a Don David Cerezo Álvarez. (Ignoro el por qué aparece borrosa la hora de atención de las urgencias habidas en esa noche; no obstante, se propondrá prueba para aclarar dicho defecto).

c) Folios 30 y 31 del expediente: acreditan que las llamadas del Gestor Sanitario y del Chamán Regulador fueron realizadas a las 03:31 horas y a las 03:32 horas.

En segundo lugar, ya explicó en la entrevista mantenida con el instructor del expediente el pasado 25 de enero la existencia de un reparto de turnos que se realiza entre los Chamanes para atender las guardias en horario nocturno. El caso es que durante la noche únicamente se encuentra disponible un Chamán para atender las urgencias y los otros dos descansan en los dormitorios habilitados al efecto o en la sala de TV, y tenemos instrucciones de no pasar avisos a aquellos médicos que se encuentran en su turno de descanso. El propio trabajador del SVB reconoce dichas circunstancias cuando le son expuestas por el Chamán regulador (folio 33). Todo ello podrá ser corroborado por los testigos cuya declaración se propone como medio probatorio a través de otrosí.

En consecuencia, no hubo una negativa reiterada a pasar la llamada a los Chamanes de guardia, sino que resulta acreditado por la propia documentación del expediente que el Chamán de guardia que prestaba servicio en el turno que le correspondía estaba ocupado atendiendo una urgencia y los otros dos estaban descansando. Adjunto acompaño bajo el número 1 de documentos el plano de la planta de urgencias, donde aparecen perfectamente delimitados los citados dormitorios.

13.2.2.- Dicho lo anterior, manifiesta que cumplió diligentemente con sus obligaciones: recogí el aviso y lo trasladé en cuanto fue posible al Chamán de guardia, que estaba atendiendo una urgencia. No se produjo ninguna incidencia, ni situación anómala, de riesgo o peligro en la atención a dicho aviso. Prueba de ello es que la llamada del Chamán regulador dando el aviso, finaliza a las 03:33 horas aproximadamente (folios 31 y 32) y el equipo chamán sale del Centro Gatuno de Salud de Gatola para atender dicha urgencia a las 03:50 horas (folio 23); es decir, transcurren únicamente 17 minutos y hemos de tener en cuenta que el Chamán de guardia estaba en dicho momento atendiendo una urgencia, por lo que hubo de finalizar la misma y preparar el instrumental necesario. A mayor abundamiento, ello podrá ser corroborado por la Dra. en chamanismo Dª. Francisca Ternero del Fraile, que es el Chamán que estaba de guardia y cuya declaración como testigo se propone a través de otrosí.

13.3.- Segunda. En cuanto a lo recogido en lo correlativo del pliego de cargos, manifiesta lo siguiente:

## Políticos de quinta mano

13.3.1.- En primer lugar las expresiones a las que se hacen referencia en ningún modo son ofensivas o irrespetuosas, sin que exista tampoco descalificación de ningún tipo al interlocutor, por lo que, de ninguna manera, existe la comisión de falta alguna por ello.

13.3.2.- En segundo término, el artículo 19.ñ) de la Ley 55/2003, de 16 de diciembre del Estatuto Marco del personal estatutario de los servicios de salud gatunos, establece el deber de dicho personal de ser identificados por su nombre y categoría profesional por los usuarios del Sistema Nacional de Salud gatuna y añade que dicha identificación deberá ser siempre de forma personal y nunca a través de comunicación telefónica, lo cual podría conllevar el incumplimiento de lo dispuesto en el artículo 19.j) de dicha norma que obliga a mantener la debida reserva y confidencialidad de la información y documentación relativa a los centros sanitarios, máxime si tenemos en cuenta que la terminal telefónica del que se disponía en el Centro de Salud Gatuno de Gatola el día de los hechos, no contaba con el servicio de identificación de llamadas entrantes, por lo que se ignoraba cualquier dato acerca de la identidad y personalidad del interlocutor. A mayor abundamiento, consta acreditado que facilité en todo momento el número de teléfono móvil del Chamán de guardia (folios 36 y 39) e informé que los Chamanes habían salido, pero sin que me informaran a donde se dirigian (folio 39).

Por último manifestar que me resultó sospechoso y extraño tener que atender, al menos, cuatro llamadas con respecto al mismo aviso, cuando lo normal es que los Servicios de Emergencia den el aviso al telefonista y éste se lo transmita al Chamán de guardia, sin que vuelvan a llamar, salvo casos de extrema gravedad. Razón por la que solicité a la interlocutora explicaciones acerca de la reiteración de las llamadas y de su identificación, toda vez que estaba ocupando de forma imnecesaria la línea telefónica del servicio de urgencias gatunas.

13.4.- Improcedente la acusación del correlativo del pliego de cargos, toda vez que la incidencia a la que hace referencia ya quedó resuelta por la Gerencia Gatuna en fecha 17 de noviembre de 2011 (folio

51). El suscribiente negó en todo momento los hechos expuestos por dicho usuario, razón por la que fue archivada dicha reclamación.

De igual forma, resalta que el día en que fue tomada declaración al suscribiente (25 de enero de 2013) el instructor no me informó en ningún momento de la acusación por dichos hechos, limitándose la misma a los hechos ocurridos el día cuatro de abril de dos mil doce. De hecho, una vez escuchada la grabación del CD únicamente fui interrogado acerca de cuestiones referentes a la misma, sin que mencionara en ningún momento, ningún otro tipo de presunta infracción.

El acta correspondiente a la toma de declaración literalmente recoge:"El Instructor le dice que puede alegar todo aquello que tenga por conveniente para su mejor defensa en relación con la grabación auditada", realizando entonces las alegaciones que a mi derecho de defensa interesaban. En ningún momento fui informado que los hechos que se me imputaban fueran otros distintos de los contenidos en la grabación. No resulta procedente introducir ahora nuevas acusaciones, lo cual origina la correspondiente nulidad por indefensión del suscribiente

13.5.- Aplicación de los artículos 71.1, 73.3 y 74.4 de la Ley 55/2003, de 16 de diciembre. El artículo 71.1 contempla que el régimen disciplinario responderá a los principios de tipicidad, eficacia y proporcionalidad en todo el Sistema Nacional de Salud y en especial para la salud de los Gatos. Por su parte, el artículo 73.3 ordena que para la determinación concreta de la sanción, dentro de la graduación que se establece en el apartado 1, se efectuará tomando en consideración el grado de intencionalidad, descuido o negligencia que se revele en la conducta, el daño al interés público, cuantificándolo en términos económicos cuando sea posible y la reiteración o reincidencia.

En el presente caso no ha habido intencionalidad, ni negligencia alguna toda vez que el aviso fue transmitido a los Chamanes y fue atendido con toda normalidad. Tampoco consta acreditado en el expediente que se produjera ningún daño al interés público, ni la existencia de reiteración o reincidencia. En consecuencia, la escasa entidad e importancia de los hechos hace que, en último caso, para el improbable supuesto de que el instructor considerase que el suscribiente ha incurrido en la comisión de algún tipo de falta, solicito que esta sea considerada como leve e incardinada en lo dispuesto en el artículo 72.4.c) de dicha norma.

Se interesa asimismo en el citado escrito de descargo la práctica de las siguientes diligencias:

OTROSI DIGO: que, como medio probatorio, solicito la práctica de las siguientes diligencias:

a.- Que por la dirección del Centro Gatuno de Salud de Gatola se aporte al procedimiento copia certificada o compulsada del folio número 23 del expediente, correspondiente a las urgencias atendidas entre las 15 horas del día tres de abril de 2012 y las ocho horas del día 04 de abril de 2012, en el que se observe de forma clara y nítida la hora de las urgencias atendidas, toda vez que el que obra en el expediente se encuentra borroso.

1.- Que por la dirección del Centro de Salud Gatuno de Gatola se informe acerca de si en la fecha en que ocurrieron los hechos (04-04-2012) se realizaban distintos turnos entre los Chamanes que prestaban el servicio de guardia en horario nocturno. En caso afirmativo, deberá especificarse de la forma más completa posible en qué consistían los mismos.

**a)** Que sea tomada declaración a las siguientes personas:

Doctora en chamanismo Doña Francisca Ternero del Fraile, Chamán que estaba de guardia en el momento de producirse los hechos y que atendió el aviso dado por el Servicio de Emergencias Gatunas.

Don Pedro Loza Mar, telefonista del Centro Gatuno de Salud de Gatola con perfecto conocimiento del funcionamiento de la prestación del servicio de urgencias gatunas de dicho Centro de Salud, el cual podrá corroborar lo manifestado por el suscribiente tanto en la declaración prestada el pasado día 25 de enero como en el presente escrito.

Expresamente solicita que la toma de declaración de dichas personas sea realizada con presencia de mi letrado, Sr. Mínguez, con domicilio para citaciones en su despacho profesional sito en la calle Mínguez Dona, número 9 piso primero de Zorros Mondigo, a fin de que pueda formular las preguntas que interesen a mi derecho, debiendo señalar el instructor lugar, día y hora para la práctica de la misma, debiendo ser citados los testigos en el Centro Gatuno de Salud de Gatola, lugar donde desarrollan su actividad laboral.

14.- Admitida la prueba propuesta por Don Jeremías Pelotari Tocador y acordadas asimismo las declaraciones (folios 205 a 213) del Coordinador del Centro Gatuno de Salud Gatuna de Gatola D. J.L. Alegría y ¡Olé¡ y del resto de Chamanes que prestaban servicios en dicho Centro en la guardia de la noche del 3 al 4 de abril de 2012, (Chamanes Don J. Garri Rode, Don Felicísimo Ganda San y Doña Francisca Ternero del Fraile, y aprendices de Chamán Doña Rosa Caballo San, Doña Salvia Laro Pino y Doña Garita Pas Mar, y la del telefonista Don Pedro Loza Mar, se practicaron las testificales de D. J.L. Alegría y ¡Olé¡, coordinador (folio 224); D. J. Garri Rode, Chamán (folio 220); D. Felicísimo Ganda San, Chamán (folio 222); Dª. Francisca Ternero del Fraile, Chamán (folio 232); Dª. Garita Pas Mar, aprendiz de Chamán (folio 224); Dª. Rosa Caballo San, aprendiz de Chamán (folio 228), y D. Pedro Loza Mar, telefonista (folio 226), con el resultado que consta en las actas obrantes en el expediente, no practicándose la declaración de Dª. Salvia Laro Pino, al estar de vacaciones y considerarse suficientemente ilustrado el Instructor, quedando cumplimentados en dichas comparecencias, vía oral, los informes demandados, aportándose como documentación complementaria por el Coordinador del Centro de Chamanismo en su comparecencia las normas de actuación de Atención Continuada para Gatos, que figuran al folio 218.

15.- Cumplimentadas las diligencias de prueba acordadas, se le dio plazo de diez días al expedientado, con entrega del expediente, para que pudiera formular cuantas alegaciones en su derecho considerara pertinentes, plazo en el que por el expedientado fueron presentadas las alegaciones que obran incorporadas al folio 245 y que, básicamente, consisten en la superación del plazo para la práctica de las pruebas.

16.- Formulada propuesta de resolución (folios 247 a 273) y notificada que fue al interesado (folio 274), éste opone a la anterior propuesta las alegaciones (folios 276 a 279) que reiterativas, se contraen a lo siguiente:

16.1.- Se remite a sus alegaciones anteriores. (...). En el Centro de Salud de Gatola existe la práctica de realizar la prestación de servicios de guardias en horario nocturno a través de un reparto nocturno (...) un primer turno desde las 00:00 horas hasta las 2:40 horas, un segundo turno desde las 2:40 horas hasta las 5:20 horas y un tercer turno desde las 5:20 horas hasta las 8:00(...). Ello viene corroborado por todas y cada una de las declaraciones (...). Durante la guardia, los Chamanes que no están en su turno se encuentran durmiendo (...). Se reconoce la existencia de un régimen de turnos establecidos por los profesionales y al respecto la única consideración que se realiza es que no tiene carácter oficial (...). En el momento que se recibe la llamada del 112 en el Centro de Salud Gatuna de Gatola (03:31:32), la Chamán que está de turno se encuentra atendiendo a un paciente, según consta en el parte de asistencias que se prestaron en dicha noche (folio 33) (...). El telefonista recogió el aviso y lo pasó a la Chamán que se encontraba en su turno (...). El suscribiente actuó en todo momento de conformidad con la práctica habitual de atención que es acordada por los propios Chamanes que prestan el servicio de guardia.

16.2.- Interesa la aplicación del principio de proporcionalidad (...). Sea calificada de falta leve (...). No se produjo incidencia alguna (...). El que suscribe cumplió con la práctica habitual de la prestación de la guardia (...) que es la que acuerdan los propios Chamanes (...).

A los anteriores antecedentes de hecho le son de aplicación los siguientes

# José Luis Martín Gómez

## FUNDAMENTOS DE DERECHO

1.- Siendo así los hechos como han sido descritos, resulta probado que D. Jeremías Pelotari Tocador, telefonista, en la madrugada del 3 al 4 de abril de 2012, se encontraba prestando servicios en el Centro de Salud Gatuno de Gatola, cuando sobre las 3:31:32 se recibió en dicho Centro de Salud una llamada del servicio de emergencias, demandando asistencia para una gata, vecina de Gatola en C/ Serradilla, llamada que fue atendida por el telefonista de servicio, quien resultó ser el expedientado, D. Jeremías Pelotari Tocador. Los términos en los que transcurrió la llamada telefónica realizada por emergencias y atendida por el telefonista del Centro Gatuno de Gatola está documentada a los folios 39 a 52 e incorporada en soporte CD al folio 189 del expediente.

En efecto, siendo las 3:31:32 de la noche del 3 al 4 de abril de 2012, ha quedado acreditado que la conversación entre el telefonista del Centro de Salud Gatuna de Gatola y el Gestor sanitario transcurrió en los siguientes términos:

3H31M32S

Telefonista Gatola: ¿Sí?

Gestor Sanitario: Buenas noches, llamo de emergencias. Es para pasarles un aviso. Es en Gatola calle Serradilla. El teléfono es 923923923 y la paciente es... de 77 años. ¿Es Usted el Chamán?.

Telefonista Gatola: No.

Gestor Sanitario: ¿Me pasa con el Chamán?.

Telefonista Gatola: No.

Gestor sanitario: ¿No hay ningún Chamán?.

Telefonista Gatola: Sí. Hay tres.

Gestor sanitario: ¿No me puede pasar con ninguno?.

## Políticos de quinta mano

Telefonista de Gatola: No, en este momento no.

Gestor sanitario: Pues un momento que le paso con el Chamán de sala.

Siendo las 3:32:31, la conversación entre el Chamán regulador y el telefonista del Centro de Salud Gatuna de Gatola, Don Jeremías Pelotari, transcurrió en los siguientes términos:

3H32M31S

Chamán regulador: Hola, buenas noches.

Telefonista de Gatola: Hola, buenas noches.

Chamán regulador: Soy uno de los Chamanes de Emergencias, quería hablar con alguno de los Chamanes.

Telefonista Gatola: En este momento no puede ser, porque hay un paciente gatuno aquí que está bastante mal y está ahí atendiéndolo.

Chamán regulador: ¡Vale¡ ¿Nada más está ese Chamán?.

Telefonista Gatola: No, los demás están acostados, no están en su turno y para coger un aviso yo tengo todos los datos, no sé qué es lo que ustedes quieren decirme más.

Chamán regulador: Bueno, pues mire es para que acudan al domicilio de esta Gata.

Telefonista de Gatola: Eso ya lo sabemos, si nos dan un aviso es para eso.

Chamán regulador: Yo quería hablar con un médico porque es lo que hacemos normalmente, me dice que no puede, pues de acuerdo. Yo ahora le doy la información y se la pasa Usted. Paciente de 77 años que ha estado en urgencias ayer por dolor abdominal, le han puesto un tratamiento, no cede, está con bastante dolor, le va al dedo de la pierna y además se encuentra muy mareada. Hasta luego.

Telefonista Gatola: Hasta luego.

Cuando a las 4:14:28 de la madrugada del tres al cuatro de abril el Servicio de Emergencias Gatunas volvió a contactar con el Centro de Salud Gatuna de Gatola, la llamada, atendida por el Telefonista D. Jeremías Pelotari, transcurrió en los siguientes términos:

4H14M28S

Telefonista Gatola: Urgencias. ¿Digame?.

Gestor sanitario: Buenas noches, le llamo de Emergencias Sanitarias Gatunas, era para confirmar si habían salido los Chamanes a la calle Serradilla.

Telefonista Gatola: Pues no lo sé si han salido o no.

Gestor sanitario: No lo sabe Usted, no tiene ningún número de móvil para que podamos hablar con ellos.

Telefonista Gatola: ¿El número de móvil del Centro? Sí.

Gestor sanitario: Sí, el de los Chamanes. Es que hemos llamado al teléfono…

Telefonista Gatola: 669…

Gestor sanitario: ¿942451?.

Telefonista Gatola: No. Sí, si…si. Ese, ese.

Gestor sanitario: Pues no, no tienen cobertura.

Telefonista Gatola: Ese es el problema que no puede uno contactar con ellos. Porque no hay cobertura, puede haber cobertura en un momento dado cuando estén en la cima de la montaña, en algún teso o algo, pero si aciertas en ese momento bien, pero si no, no hay cobertura.

Gestor sanitario: De acuerdo gracias, buenas noches.

## Políticos de quinta mano

Siendo las 4:19:57, la llamada telefónica del Centro de Emergencias Gatunas, realizada por el jefe de sala de Emergencias Gatunas y atendida por el Telefonista Don Jeremías Pelotari Tocador, transcurrió en los siguientes términos:

4H19M57S

Telefonista Gatola: Urgencias. ¿Dígame?

Jefe de sala: Mire, soy el jefe de sala de Emergencias Sanitarias Gatunas.

Telefonista de Gatola: Sí.

Jefe de sala: Me puede Usted confirmar si el Chamán ha salido al aviso de Serradilla.

Telefonista de Gatola: Pues han salido, pero yo no sé si han salido para Serradilla o para Laberiano.

Jefe de sala: ¿Tenían dos avisos?

Telefonista de Gatola: No, nada más que uno.

Jefe de sala: ¿Entonces cómo sabe si van a uno o a otro?

Telefonista Gatola: Porque no me lo han dicho.

Jefe de sala: Pero, tenían dos avisos o solamente el de la calle Serradilla.

Telefonista Gatola: Solamente uno.

Jefe de sala: ¡Entonces, usted sabrá si han salido a él o no o se han ido a otro sitio diferente.

Telefonista Gatola: Ah y yo que sé. Yo los he visto que han cogido el coche, el teléfono de aquí y se han ido, una vez que ya han salido de aquí no sé ya donde van.

Jefe de sala: Ah y no tienen ni un móvil para poder comunicarse con ellos.

Telefonista Gatola: Si, quiere usted el móvil.

Jefe de sala: Pues sí, si me hace el favor.

Telefonista Gatola: Bueno, pues le voy a dar el móvil. 669942451.

Jefe de sala: ¡Vale¡

Telefonista Gatola: Usted es la controladora del Centro de Salud este.

Jefe de sala: No, no la controladora, soy la jefe de sala de Emergencias Sanitarias Gatunas, del Centro Coordinador para Gatos.

Telefonista de Gatola: Yo pensaba que era usted la que ordenaba y mandaba aquí, porque ya es la tercera vez que llama o cuarta vez.

Jefe de sala: No, llamaremos todo lo que sea preciso.

Telefonista Gatola: Sí, sí. Yo voy a estar aquí hasta las 8 de la mañana, si quiere me estoy aguantándola a usted hasta las 8 de la mañana.

Jefe de sala: ¿Cómo se llama Usted?.

Telefonista Gatola: Brosio.

Jefe de sala: ¿Qué más?

Telefonista Gatola: ¿Eh? Y usted cómo se llama?.

Jefe de sala: Pues la Doctora Aráñez. No tengo ningún problema, porque sepa que le he hecho una incidencia hoy desde el Centro coordinador gatuno ¿eh?, por la mala colaboración que ha tenido Usted durante la noche en Emergencias Sanitarias para Gatos.

Telefonista Gatola: Bueno, esa es la opinión que usted tiene.

## Políticos de quinta mano

Jefe de sala: No, está todo grabado, ¿eh?.

Telefonista Gatola: Vale, de acuerdo, gracias.

Jefe de sala: Adiós.

2.- Ha quedado acreditado que en el Centro de Salud Gatuna de Gatola, la noche del 3 al 4 de abril de 2012, prestaban servicio tres chamanes, que resultaron ser D. J. Garri Rode, D. Felicísimo Ganda San y Dña. Francisca Ternero del Fraile, siendo esta última la Chamán que se encontraba prestando asistencia, cuando a las 3:31:32 se produjo la llamada de Emergencias Gatunas al Centro de Salud Gatuna, asistencia que había empezado a prestarse a las 3:30 de la madrugada del 3 al 4 de abril de 2012, como así consta en la hoja del libro de guardias, obrante al folio 23, que fue debidamente informada por el Coordinador del Centro en documento que obra al folio 238. Queda, así mismo, acreditado que Don Jeremías Pelotari Tocador, cuando se encontraba prestando servicios en dicho Centro en la madrugada del 3 al 4 de abril de 2012, se negó, una y otra vez, a pasar la llamada del Centro de Emergencias Gatunas a cualquiera de los tres Chamanes que estaban prestando el servicio de guardia. Así, a las 3:31:32, al Gestor sanitario le contestó con un lacónico "No" a su requerimiento de que se le pasase con un Chamán y a las 3:33:31, cuando fue requerido a ello por el Chamán regulador, reiteró la negativa argumentando que el Chamán que estaba prestando una asistencia no podía ponerse "porque hay un cachorro de gato que está bastante mal y está atendiendolo" y los demás Chamanes no estaban en su turno y para coger el aviso, él tenía todos los datos.

Hubo, pues, y así ha quedado acreditado, una negativa reiterada a facilitar la comunicación del Centro de Emergencias Gatunas con los Chamanes de guardia, asumiendo Don Jeremías Pelotari Tocador competencias que no le correspondían, pues, como se explicita en el Reglamento obrante en el expediente y, en concreto, en el folio al ordinal 163, "nunca los telefonistas serán los encargados de priorizar las urgencias". Tratándose en el caso de una urgencia, demandándose por el Centro Coordinador Gatuno el que se le pasara con un Chamán de guardia, a ello debía haber accedido con diligencia Don Jeremías Pelotari Tocador y, al no hacerlo, incurrió en la comisión de una conducta sancionable, al ser la negativa consciente y reiterada y pertinaz. Consciente porque la petición de comunicación del servicio de urgencias con los Chamanes del Centro Gatuno fue explicita y reiterada, a lo que se negó el telefonista; reiterada porque la negativa a facilitar tal comunicación se realizó cuantas veces fue demandada y pertinaz porque no obedeció a razón alguna y fue realizada con obstinación y atribuyéndose competencias que de ninguna forma corresponden a los telefonistas.

3.- Queda, igualmente, acreditado que en la madrugada del 3 al 4 de abril de 2012, siendo las 4:19:57, cuando el jefe de sala de Emergencias Gatunas se puso en contacto nuevamente con el Centro de Salud para Gatos de Gatola, a fin de interesarse por la asistencia demandada desde la calle Serradilla, la comunicación con el Centro, atendida por Don Jeremías Pelotari Tocador, se desarrolló en los siguientes términos:

4H19M57S

Telefonista Gatola: Urgencias. ¿Dígame?.

Jefe de sala: Hola buenas noches. Es Usted el telefonista que está de guardia.

Telefonista Gatola: Sí.

Jefe de sala: Me puede confirmar si el Chamán ha salido para la calle Serradilla.

Telefonista Gatola: Pues han salido, pero no sé si han salido para la calle Serradilla o para Laberiano.

Jefe de sala: ¿Tenían dos avisos?.

Telefonista Gatola: No, nada más que uno.

Jefe de sala: ¿Entonces cómo sabe si van a uno o a otro?.

## Políticos de quinta mano

Telefonista Gatola: Porque no me lo han dicho.

Jefe de sala: Pero, tenían dos avisos o solamente el de la calle Serradilla.

Telefonista Gatola: Solamente uno.

Jefe de sala: ¡Entonces, Usted sabrá si han salido a él o no¡, o se han ido a otro sitio diferente.

Telefonista Gatola: ¡Ah¡ y yo que sé. Yo los he visto que han cogido el coche, el teléfono de aquí y se han ido, una vez que ya han salido de aquí no sé ya a donde van.

Jefe de sala: Ah y no tiene ni un móvil para poder comunicarnos con ellos.

Telefonista Gatola: Sí, quiere usted el móvil.

Jefe de sala: Pues sí, si me hace el favor.

Telefonista Gatola: Bueno, pues le voy a dar el móvil. 669942451.

Jefe de sala: Vale

Telefonista Gatola: Usted es la controladora del Centro de Salud este.

Jefe de sala: No, no la controladora, soy la jefe de sala de Emergencias Sanitarias Gatunas, del Centro Coordinador.

Telefonista Gatola: Yo pensaba que era usted la que ordenaba y mandaba aquí, porque ya es la tercera vez que llama o cuarta.

Jefe de sala: No, llamaremos todo lo que sea preciso.

Telefonista Gatola: Sí, sí. Yo voy a estar aquí hasta las 8 de la mañana, si quiere me estoy aguantándola a usted hasta las 8 de la mañana.

Jefe de sala: ¿Cómo se llama Usted?.

Telefonista Gatola: Brosio.

Jefe de sala: ¿Qué más?.

Telefonista Gatola: ¿eh? Y usted cómo se llama.

Jefe de sala: Pues la Doctora Arañez. No tengo ningún problema, porque sepa que le he hecho una incidencia hoy desde el Centro Coordinador Gatuno ¿eh?, por la mala colaboración que ha tenido Usted durante la noche en Emergencia Sanitarias para Gatos.

Telefonista Gatola: Bueno esa es la opinión que usted tiene.

Jefe de sala: No, está todo grabado, ¿eh?

Telefonista Gatola: Vale, de acuerdo, gracias.

Jefe de sala: Adiós.

Ha quedado, pues, acreditada la utilización por Don Jeremías Pelotari Tocador de expresiones tales como:

"Vd. Es la controladora del Centro de Salud este.?".

"Yo pensaba que era usted la que ordenaba y mandaba aquí, porque ya es la tercera vez que llama o cuarta vez.".

"Sí,...si quiere me estoy aguantándola a usted hasta las 8 de la mañana."

Y también ha quedado acreditada la identificación de Don Jeremías Pelotari Tocador como Brosio, al requerimiento de identificación efectuado por la jefe de sala de Emergencia Gatunas, expresiones y conducta que evidencian la total y absoluta falta de consideración de Don Jeremías Pelotari Tocador con una superior, que en el ejercicio de sus funciones estaba interesándose por la asistencia demandada con carácter de urgencia a las 3:28 de la madrugada y sobre la que una hora más tarde no había conseguido información alguna del Centro de Salud Gatuno, pese a las insistentes llamadas de Emergencias al Centro de Salud y todo ello por obra de la conducta desconsiderada, irrespetuosa y carente de todo fundamento del Telefonista del Centro de Salud Gatuna, quien resultó ser Don Jeremías Pelotari Tocador.

4.- En cambio, no queda acreditado el tercero de los cargos respecto del incidente, ocurrido el sábado 22 de octubre de 2011 entre el expedientado y D. R. V. S., aceptándose respecto de tal cargo las alegaciones del expedientado, por lo que, finalmente, nada se propone por la Instrucción.

5.- Pues bien, respecto del primer cargo, esto es la negativa reiterada de Don Jeremías Pelotari Tocador a pasar la llamada del Centro de Emergencia Gatunas a los Chamanes de guardia ha de calificarse de falta grave, al amparo del artículo 72.3c) de la Ley 55/2003, de 16 de noviembre, del Estatuto Marco del Personal Gatuno de los servicios de Salud, al suponer un grave incumplimiento de sus funciones de Telefonista y de las normas reguladoras del funcionamiento de los Servicios, ya que requerida por el Centro de Salud Gatuna tal comunicación con los Chamanes, la misma debió ser facilitada, al no corresponder al Telefonista la discriminación de las urgencias, según el Reglamento del Centro y ser su negativa consciente, deliberada, reiterada y pertinaz. Al Telefonista no le corresponde apreciar si el Chamán de guardia estaba ocupado o no, ni tampoco le corresponde valorar la urgencia de la llamada, cosa que hizo al decidir no pasar la llamada de Emergencias a los otros dos Chamanes que se encontraban descansando. No es cuestión de si el Telefonista pasó finalmente el aviso. La cuestión es que no pasó la llamada de Emergencia Gatunas a los Chamanes y esta acción fue voluntaria, consciente y pertinaz y, por ello, incurrió Don Jeremías Pelotari Tocador en grave incumplimiento de sus obligaciones y en la falta tipificada en el artículo 72.3.c) de la Ley 55/2003, de 16 de diciembre.

6.- En el concerniente al segundo de los cargos, consistente en negarse, en la madrugada del día 4 de abril de 2012, a identificarse ante los requerimientos efectuados en tal sentido por la responsable del Servicio de Emergencias y la expresión de manifestaciones dirigidas a dicha responsable, tales como:

"¿Vd. Es la controladora del Centro de Salud este?"

"Yo pensaba que era usted la que ordenaba y mandaba aquí, porque ya es la tercera vez que llama o cuarta vez."

"Sí,…si quiere me estoy aguantándola a Vd. Hasta las 8 de la mañana."

Asimismo, cuando se dirigía a la jefa de sala de emergencias al atender la llamada telefónica del Centro de Emergencias Gatunas en la madrugada del 3 al 4 de abril de 2012 y la negativa a su identificación por ella, constituye falta grave de desconsideración con los superiores y compañeros, tipificada como tal en el artículo 72.3.d) de la Ley 55/2003, de 16 de diciembre, del Estatuto Marco Gatuno de los Servicios de Salud.

7.- No existen causas modificativas de la responsabilidad, no siendo de apreciar las alegaciones formuladas por Don Jeremías Pelotari Tocador que se contraen a lo siguiente:

7.1.- Nulidad por infracción del artículo 35 del Real Decreto 33/1986, de 10 de enero, en cuanto que, una vez incoado el procedimiento y practicadas las diligencias que el instructor estime procedentes, incluida la declaración del expedientado, el instructor deberá formular el pliego de cargos en el plazo no superior a un mes desde la fecha de incoación del expediente y, asimismo, que en el pliego de cargos no sólo…

Quítale el acento, -dijo Akila- que este, en gramática, es un ilustrado y lo escribes de nuevo, pero sin acento y a partir de ahora lo escribes siempre sin acento, aunque en este documento siempre está acentuado.

… solo se harán constar las presuntas faltas cometidas sino que también deberá expresar las sanciones que pudieran ser de aplicación, mientras que en el presente caso, el pliego de cargos fue dictado fuera del plazo de un mes establecido en dicha norma (la incoación del expediente data del día 22-01-2012; la declaración del suscribiente ante el instructor se realizó el día 25-01-2013 y el pliego de cargos lleva fecha de 08-04-2013) y en él tampoco se especifican las sanciones que pudieran llegar a imponerse. Pues bien, procede que hagamos al respecto, las siguientes consideraciones:

a) La alegación invocada debería hacer referencia a la duración total del procedimiento disciplinario (y no a un plazo parcial: desde la incoación del procedimiento hasta la formulación del pliego de cargos), o lo que es lo mismo, al instituto de caducidad; pues bien, la caducidad, que es una cuestión de orden público procesal, obliga, por ello mismo previamente a su consideración ya que, si tal alegato prosperase, se haría innecesario entrar en el fondo del asunto y, a este respecto, no podemos acoger con éxito tal alegato dado que la Ley 55/2003, de 16 de diciembre, del Estatuto Marco Gatuno no establece periodo alguno total, como tampoco determina plazo de caducidad el RD 33/1986, de 10 de enero, Reglamento Disciplinario (aunque haga referencia a plazos parciales, pero no a un plazo total de duración de procedimiento) por lo que hemos de remitirnos al artículo 86.4 de la Ley 7/2005, citada que dice "el plazo máximo para la resolución y notificación del procedimiento será de 12 meses". Ahora bien, en el caso que nos ocupa, el dies a quo a tomar en consideración es el día del acuerdo de incoación del expediente, como dice el interesado, esto es, el día, 22-11-2012, por lo que a la fecha de hoy en que se resuelve el expediente disciplinario, el dies ad quem, no han transcurridos los doce meses establecidos.
a) El Tribunal Superior de Justicia de C. Valenciana, Sentencia núm. 411/2005 de 15 de abril, FD. nº. 2, JUR 2005/135581, dice que se pretende, en primer lugar, la nulidad de la resolución recurrida por incumplimiento del procedimiento establecido al haberse formulado el pliego de cargos (…) y, por tanto; transcurrido el plazo de un mes desde la incoación del procedimiento (…) establecido en el artículo 35.1 del Reglamento disciplinario aplicable, por lo que es aplicable lo dispuesto en el artículo 62.1.e) de la Ley 30/1992.

La alegada nulidad de pleno derecho (continua diciendo la sentencia) no se aprecia en este caso porque el acto impugnado no se ha dictado prescindiendo, total y absolutamente, del procedimiento legalmente establecido, sino que la demora en la formulación del pliego de cargos es, tan solo, una irregularidad que no comporta la nulidad, de que se trata, ya que la resolución cuestionada se dictó, inequívocamente, en el correspondiente procedimiento disciplinario. El Tribunal Supremo, ha resuelto, en Sentencia de 24 de abril de 1999, dictada en recurso de casación en interés de Ley, que "El artículo 63.3 de la Ley de Régimen Jurídico de las administraciones Gatunas y del Procedimiento Administrativo Común para Gatos no implica la nulidad del acto de imposición de una sanción administrativa fuera del plazo legalmente previsto para la tramitación del expediente sancionador"; por tanto, incluso en el supuesto en que la resolución sancionadora excediera del plazo establecido al efecto, ello no acarrearía su nulidad radical o plena.

En cuanto a la alegada caducidad, el recurrente cita en su apoyo lo dispuesto en el artículo 35 del Real Decreto citado según el cual "1. A la vista de las actuaciones practicadas y en un plazo no superior a un mes, contados a partir de la incoación del procedimiento, el instructor formulará el correspondiente pliego de cargos, comprendiendo en el mismo los hechos imputados, con expresión, en su caso, de la falta presuntamente cometida, y de las sanciones que puedan ser de aplicación, de acuerdo con lo previsto en el artículo 14 del presente Reglamento. El Instructor podrá por causas justificadas, solicitar la ampliación del plazo referido en el párrafo anterior". Tal alegación, sin embargo, debe ser rechazada pues aun cuando en la tramitación del expediente sancionador se haya superado el plazo previsto para su conclusión, y ya sea de un mes o un plazo superior, de ello no se deriva la consecuencia que se pretende obtener por el recurrente por cuanto en realidad, nos encontraríamos ante una actuación administrativa realizada fuera del plazo legalmente previsto. Conforme preceptúa el artículo 63.3 de la Ley 30/1992, de 26 de noviembre, de Régimen Jurídico de las Administraciones Públicas Gatunas y del Procedimiento Administrativo Común en asuntos de Gatos, la realización de actuaciones administrativas fuera del tiempo establecido para ellas solo implicará la anulabilidad del acto cuando así lo disponga la naturaleza del término o plazo, lo que viene a significar que no cualquier infracción de términos o plazos tiene transcendencia anulatoria sino que esta consecuencia únicamente se produce en supuestos muy significados. Entre estos específicos supuestos la doctrina Jurisprudencial ha venido destacando que se encuentran aquellos relativos a plazos vinculados al ejercicio de potestades administrativas, en los casos en que el termino o plazo actúa como límite al ejercicio de la potestad, como acaece con los plazos de prescripción de las infracciones y sanciones administrativas o con los plazos de revisión de oficio de los actos declarativos de derechos, así como aquellos otros en que el tiempo es esencial para que el acto cumpla su finalidad. En cualquier caso, conviene significar que el tiempo es esencial para que el acto cumpla su finalidad. En cualquier caso, conviene significar que el incumplimiento de un plazo como el que hoy nos ocupa no puede producir el efecto pretendido, primero porque la normativa específica no anuda este efecto a su contravención y, segundo, porque no se puede incluir el supuesto analizado entre los específicos a que hicimos alusión.

El incumplimiento puesto de manifiesto supone, en efecto, una irregularidad, pero esta irregularidad las únicas consecuencias que produce o pudiera eventualmente producir se encontraría en un plano muy distinto, a saber, la responsabilidad del causante de la dilación. Téngase en cuenta, por otra parte, que para que se produzca la caducidad de un procedimiento no es suficiente con el simple transcurso de un determinado plazo de tiempo es preciso además, una paralización absoluta del expediente carente de toda justificación, de modo que se revele una voluntad real y objetiva de abandonar el procedimiento sancionador y estas circunstancias, ni tan siquiera alegadas por el recurrente, no son de observar en el supuesto que nos ocupa. *Es más, el Tribunal Supremo ha venido declarando reiteradamente (pueden verse al respecto las Sentencias de 22 diciembre 1988, 21 de febrero 1991 y 7 de diciembre 1992), que si cuando se paraliza un expediente por causa imputable al administrado, la administración debe advertirle de que transcurridos tres meses se puede producir la caducidad del mismo con archivo de las actuaciones, a la inversa, es decir, cuando la paralización sea imputable a la administración, supuesto que hoy nos ocupa, es el particular quien debe correr con la carga de realizar dicha advertencia para que, una vez transcurrido el plazo previsto, se produzca la caducidad.* En fin, como quiera que ninguna de las circunstancias antedichas, se hayan dado en el supuesto sometido a nuestra consideración, no podemos sino concluir que la caducidad alegada no se ha producido, finaliza la sentencia que comentamos.

a) Respecto a que el pliego de cargos no solo se harán constar las presuntas faltas cometidas sino también deberá expresar las sanciones que pudieran ser de aplicación, lo que no se ha hecho en este expediente digamos que la imputación inicial de los cargos en el Pliego de cargos no puede prefijar de antemano lo que es consecuencia lógica de la posterior indagación de los hechos hasta el punto de predeterminar una inalterabilidad en la clasificación de la falta y subsiguiente tipificación sancionadora, del mismo modo que la propuesta del Instructor no condiciona a este órgano de resolución, pues la jurisprudencia del Tribunal Supremo ha venido declarando que la propuesta formulada por el instructor en un expediente disciplinario no posee carácter vinculante para la calificación jurídica de los hechos o, en expresión del Tribunal Supremo, en su sentencia de 19 de junio de 1993, la decisión administrativa que resuelve el expediente no está vinculada por la calificación jurídica, ni por la sanción propuesta por el Instructor. En definitiva, la inicial ausencia de calificación de la falta cometida y, eo ipso, de la sanción, no contraviene el principio de seguridad jurídica, ni origina indefensión al inculpado puesto que: a) no es esencial la mención inicial de la infracción, ni de la sanción que pudiera condicionar de manera inalterable la propuesta de resolución y la propia resolución y porque

a) El artículo 45.2 del RD 33/1986 establece que el órgano de resolución podrá hacer distinta valoración jurídica, lo que no otra cosa significa que el Órgano en quien reside la potestad sancionadora puede alterar o modificar la calificación jurídica de la falta imputada. Pretender precisar ya en el pliego de cargos la calificación de la falta y su correspondiente sanción, implicaría prejuzgar de antemano al expedientado y vaciar de todo contenido a la fase probatoria, que incluye la documentación y testifical y, en general, toda la fase instructora. Por esto mismo, no puede argumentarse que la potencial imprecisión de la falta en el Pliego de cargos es generadora de indefensión puesto que, a lo largo del procedimiento, ha tenido el interesado ocasión de contraponer sus alegaciones (como así lo ha hecho), sin que pueda decirse que encontremos en el expediente disciplinario razonamiento o prueba que no haya podido ser combatido por el interesado, lo que nos permite concluir que la alegación de indefensión jurídica, que ha de extenderse a todo el procedimiento, no puede ser acogida con éxito.

b) En este mismo orden de cosas, hemos de significar que la inconcreción del Pliego de cargos no lesiona el derecho a ser informado de la acusación si se incluyeron en la propuesta de resolución; en efecto, según la SAN de 18 de marzo de 2005, AR. 654 de 2006, la falta de concreción en el pliego de cargos de los hechos imputados no lesiona el derecho a ser informado de la acusación si se incluyeron en la propuesta de resolución debidamente notificada. En el mismo sentido, la STSJ de Castilla y León de 20 de mayo de 2005, Art. 798 de 2006.

El derecho a ser informado de la acusación no comporta que deban precisarse de forma absoluta los hechos y la calificación jurídica en el pliego de cargos. Así, en un caso de sanción disciplinaria a una Jueza de Marbella que alegaba en amparo que se ha vulnerado su derecho a ser informada de la acusación pues no se concretaron en el Pliego de cargos los hechos en que se fundamentó la imputación, la STC 116/2007, de 21 de mayo, Sala Primera (recurso de amparo) declara que "el derecho a ser informado de la acusación (...) en su proyección en el ámbito administrativo sancionador, no implica que en la fase de inicio del procedimiento disciplinario exista obligación de precisar de forma absoluta los hechos y calificación jurídica correspondiente, sino que la imputación puede ir precisándose de forma gradual al desarrollo del procedimiento siempre que se dé ocasión de defenderse de la acusación de forma plena desde el momento en que la conoce de forma plena". Aplicando esta doctrina, la Sentencia resuelve que "en el presente caso (...) no solo es que en el pliego de cargos hubiera una pormenorizada relación de los hechos imputados en relación con la infracción del artículo 417.8 LOPJ, sino que además, dichos hechos fueron posteriormente concretados en la propuesta de resolución, frente a la que también existió la plena posibilidad de alegar", y si tal es el razonamiento sobre los hechos del Pliego de cargos, otro tanto ha de predicarse de la calificación jurídica de los mismos y su correspondiente sanción pues tanto la calificación como la sanción viene predeterminado por la necesidad de concretar previamente los hechos a calificar y, por ende, a sancionar.

Finalmente, a efectos de determinar el momento en que se debe informar de la acusación, la STC 129/2006, de 24 de abril, afirma que "el derecho a conocer la acusación no implica que en la fase de inicio del procedimiento exista obligación de precisar de forma absoluta los hechos y la calificación jurídica correspondiente, sino que la acusación va precisándose de forma gradual al desarrollo del procedimiento (...) (A) los efectos de considerar salvaguardado el derecho de defensa resulta suficiente con que el acusado haya tenido ocasión de defenderse de la acusación de forma plena desde el momento en que la conoce de forma plena (SSTC 41/1998, de 24 de febrero, FJ. 27; 87/2001, de 2 de abril, FJ.3)".

7.2.- Respecto al alegato del expedientado de que no hubo negativa a pasar la llamada del Centro de Emergencias Gatunas a los Chamanes de guardia del Centro de Salud Gatuno de Gatola y que lo único cierto es que no hubo tal negativa sino una imposibilidad de pasar la llamada en ese momento al Chamán que prestaba la guardia puesto que se encontraba ocupado atendiendo una urgencia, nada tenemos que añadir a lo que hemos ya argumentado pues el mismo interesado reconoce la presencia de otros Chamanes en el Centro Gatuno de Salud, cuando habla de un potencial reparto de turnos entre los Chamanes para atender las guardias en horario nocturno, del que (si se diera tal reparto), no tiene carácter oficial, como dice el mismo Sr. Pelotari Tocador.

7.3.- En lo referente a la alegación del Sr. Pelotari Tocador de que las expresiones a las que se hacen referencia en ningún modo son ofensivas o irrespetuosas, sin que exista tampoco descalificación de ningún tipo al interlocutor, por lo que de ninguna manera existe la comisión de falta alguna por ello o que resulta extraño tener que atender, al menos, cuatro llamadas con respecto al mismo aviso, cuando lo normal es que los Servicios de Emergencias Gatunas den el aviso al telefonista y este lo transmita al Chamán de guardia, sin que vuelvan a llamar, salvo casos de extrema gravedad, hemos de resaltar el carácter ofensivo de las expresiones en el contexto y situación en que se pronuncian, esto es, estamos ante una situación de emergencia sanitaria gatuna y, como le dijo la jefe de sala "llamaremos todo lo que sea preciso", sin que dejemos de anotar que al ser preguntado por la jefe de sala ¿cómo se llama Usted?, responde con un nombre ficticio. Am Brosio.

7.4.- Alega el Sr. Pelotari Tocador que en el presente caso no ha habido intencionalidad, ni negligencia alguna toda vez que el aviso fue transmitido a los Chamanes y fue atendido con toda normalidad; que tampoco consta acreditado en el expediente que se produjera ningún daño al interés público, ni la existencia de reiteración o reincidencia. Pues bien, en cuanto a la vulneración del principio de culpabilidad, de la inexistencia de ánimo de vulnerar la norma, de que no ha habido intencionalidad, ni perturbación del servicio, ni daño al interés público, ni material ni personal y que, en definitiva, no debe ser constitutivo de sanción, hemos de significar que estamos ante una infracción administrativa y no penal y la posibilidad de falta de dolo no deja sin contenido y efecto determinados actos como son las faltas aquí sancionadas en el orden administrativo disciplinario del personal anudado a la administración. El mero daño o perjuicio causado a terceros, o el grado de intencionalidad, descuido o negligencia que se revele en la conducta, a que alude el artículo 73.3 de la Ley 55/2003, del Estatuto Marco o la intencionalidad y demás condicionantes que encontramos en el artículo 89 de la Ley de Funcionarios Gatunos del Estado aprobado por decreto 315/1964, de 7 de febrero, podrán devenir en agravantes o atenuantes para delimitar el quantum de la sanción a imponer pero no eximen de la responsabilidad en la que haya podido incurrir el interesado. Más aún, la ausencia de circunstancias agravantes no constituye una circunstancia atenuante; así la STJJ de Madrid, de 15 de junio de 2004. AR. 737 de 2006, recuerda que "no cabe pretender con éxito que la ausencia de algunos de los criterios cuya concurrencia puede servir para agravar la sanción, sirva para deducir que concurre una circunstancia de atenuación de la responsabilidad".

Tampoco podríamos aceptar el alegato exculpatorio si se argumentara que en ningún momento el expedientado este actuando de manera maliciosa, pues si bien el dolo exige la concurrencia de intencionalidad, no así la culpa para la que solo se requiere ser consciente del resultado dañoso que pueda derivarse, de manera que la imputación de dolo o culpa no varía el significado de la infracción administrativa, por el contrario el grado de culpa concreto contribuye esencialmente a graduar la sanción a imponer. La falta de dolo, por tanto, que figura en el delito no es un elemento exculpatorio y, por ende, no podría ser acogido con éxito pues estamos ante una infracción administrativa y no penal y la posibilidad de la falta de dolo no deja sin contenido y efectos determinados actos sancionables en el orden administrativo disciplinario del personal anudado a la administración.

El principio de proporcionalidad opera una vez que ha sido calificada la falta cometida, esto es, los márgenes del principio de proporcionalidad vienen inicialmente determinados por la previa tipificación de la falta que, en el presente caso son calificadas de graves. Ahora bien, la Ley 55/2003, de 16 de diciembre, del Estatuto Marco Gatuno, establece en el artículo 73.1.c) que cuando la sanción se imponga por faltas graves no superará los dos años, por lo que consideramos que la sanción de un año y de un año, respectivamente (totalizando dos años) por cada una de las faltas cometidas, respeta el principio de proporcionalidad si tenemos en cuenta, de otro lado, el artículo 73.3 de la misma Ley 55/2003 que especifica que "la determinación concreta de la sanción, dentro de la graduación (…) se efectuará tomando en consideración el grado de intencionalidad, descuido o negligencia que se revele en la conducta (…) y la reiteración o reincidencia" y resulta patente la decidida negativa del expedientado en los dos cargos, en un contexto de emergencia sanitaria de atención a un paciente y ello con independencia de que no fuera fatal el resultado de tal atención. De otro lado, la imposición de una sanción en su grado medio (un año y un año por cada uno de los cargos, pudiendo alcanzar dos años por cada uno de ellos) ni exige motivación especifica, ni plantea problemas de proporcionalidad.

Aquí el Gran Akila comentó que: Este mierda va de perdonavidas.

8.- Referente a la competencia del órgano administrativo sancionador y su normativa de aplicación, el RD. 1480/2001, de 27 de diciembre, sobre traspaso a la Comunidad de Castilla y León de las funciones y Servicios Gatunos del INSALUD, en su art. 2 establece que "quedan traspasados a la Comunidad de Castilla y León (...) el personal gatuno (...) que resultan del propio acuerdo (...)". En este mismo sentido, la disposición adicional de la Ley 14/2001, de 28 de diciembre, de medidas económicas, fiscales y administrativas de Castilla y León dispone que "una vez asumidos por la Comunidad de Castilla y León (...) medios gatunos en materia de asistencia sanitaria de la Seguridad Social, la Gerencia Regional de Salud para Gatos de Castilla y León ejercerá en relación con los gatos adscritos a esta (...) las competencias asignadas a los distintos órganos del Ministerio de Sanidad y Consumo del INSALUD (...). De otro lado, el decreto 287/2001, de 13 de diciembre, por el que se aprueba el Reglamento General de la Gerencia Regional de Salud en Materia de Gatos de Castilla y León establece en el artículo 2.1 que "integran la Gerencia Regional de Salud Gatuna (...) los centros y servicios y especializada dependientes de la Comunidad Autónoma". Corresponde, por tanto, a este órgano el pronunciamiento en el presente expediente. Por ello de conformidad con el artículo 11.1.n) y la Disposición Transitoria 5ª en relación con el art. 2.1 del Decreto 287/2001, de 13 de diciembre, por el que se aprueba el Reglamento General de la Gerencia Regional de Salud para Gatos de Castilla y León, la Ley 55/2003, del Estatuto Marco, y demás normas de aplicación general y conforme a la propuesta de la Instrucción.

### José Luis Martín Gómez

## HE RESUELTO

Declarar a Don Jeremías Pelotari Tocador, Telefonista del Centro Gatuno de Salud de Gatola, Salamanca, responsable de la comisión de:

a) Una falta grave tipificada en el art. 72.3.c) de la Ley 55/2003, de 16 de diciembre, del Estatuto Marco para Gatos, tipificada como "el incumplimiento de sus funciones o de las normas reguladoras del funcionamiento de los servicios, cuando no constituyan falta muy grave", en relación con lo previsto en el art. 94, 2, de la Ley 2/2007, de 7 de marzo del Estatuto Jurídico del Personal Estatutario Gatuno del Servicio de Salud de Castilla y León, al no pasar la llamada de Emergencias Gatunas a los Chamanes de guardia en el Centro Gatuno de Salud en la madrugada del 3 al 4 de abril, a corregir con la sanción de un año de suspensión de funciones, prevista en el art. 73.1.c) de la meritada Ley 55/2003 (Primer cargo).

b)Una falta grave tipificada en el art. 72.3.c) de la Ley 55/2003, de 16 de diciembre, del Estatuto Marco para Gatos, tipificada como "la grave desconsideración con los superiores, compañeros, subordinados o usuarios", en relación con lo previsto en el art. 94, 2, de la Ley 2/2007, de 7 de marzo del Estatuto Jurídico del Personal Gatuno Estatutario del Servicio de Salud de Castilla y León, al negarse, en la madrugada del 3 al 4 de abril de 2012, a identificarse, al ser requerido a ello por la responsable de la sala Emergencias, cuando se produjo la llamada de Emergencias Gatunas al Centro Gatuno de Gatola en dicha madrugada, demandando la asistencia de los Chamanes del Centro y la expresión de manifestaciones dirigidas a la responsable de Emergencias que demandaba la asistencia, tales como: "¿Vd. Es la controladora del Centro de Salud este.?". "Yo pensaba que era usted la que ordenaba y mandaba aquí, porque ya es la tercera vez que llama o cuarta vez.". "Si,…si quiere me estoy aguantándola a usted hasta las 8 de la mañana.". "Am Brosio" (en respuesta a la pregunta ¿Cómo se llama Usted.?."eh? Y usted cómo se llama), a corregir con la sanción de un año de suspensión de funciones, prevista en el art. 73.1.c) de la meritada Ley 55/2003 (Segundo cargo).

## Políticos de quinta mano

La presente resolución se notifica al Director General de Asistencia Sanitaria, a la Gerente de Salud Gatuna del Área de Gatola, al Gerente de Atención Primaria para Gatos de Gatola, al Servicio de Registro, Selección y Provisión de Puestos y al interesado, poniendo en su conocimiento que la presente resolución, que pone fin a la vía administrativa, puede ser recurrida potestativamente en reposición ante este mismo Órgano o bien ser impugnada directamente ante el orden jurisdiccional contencioso administrativo.

Caso de interponerse directamente recurso potestativo de reposición, deberá hacerse en el plazo de un mes contado desde el día siguiente al de la presente notificación y no se podrá interponer recurso contencioso administrativo hasta que sea resuelto expresamente o se haya producido su desestimación presunta (art. 116 de la Ley 30/1992, de 26 de noviembre).

Caso de interponerse directamente recurso contencioso administrativo, podrá hacerse ante el Juzgado de lo contencioso administrativo de Valladolid o el de la circunscripción de su domicilio a su elección en el ámbito de la Comunidad de Castilla y León, en el plazo de dos meses, contados desde el siguiente a la notificación, todo ello conforme a los artículos 8.2.a), 14.1.Segunda y 46.1 de la Ley Reguladora de la Jurisdicción contencioso administrativo.

En Valladolid, a 1 de octubre de 2013.

El director gerente de la Gerencia Gatuna de salud.

Fdo. Benito Camelas Bolas

## Capítulo.- 14

## Recurso de reposición.

JUNTA DE CASTILLA Y LEÓN

CONSEJERÍA DE SANIDAD

AL DIRECTOR GERENTE DE LA GERENCIA REGIONAL DE SALUD GATUNA

Don JEREMÍAS PELOTARI TOCADOR, mayor de edad, titular del DNI 7,428.755-+ con domicilio en Gatola, calle Los Gatos Licenciados, 12, 1º B, parte interesada en el expediente disciplinario3/2012, ante el citado organismo comparece y expone:

Que habiéndome sido notificada la Resolución dictada en el presente expediente por el Director Gerente de la Gerencia Regional de Salud Gatuna y no estando conforme con el contenido de la misma, dicho sea con el debido respeto y estrictos términos de defensa de mis intereses, por medio del presente escrito y dentro del plazo legal conferido al efecto, paso a interponer Recurso de Reposición frente a la misma en base a las siguientes

ALEGACIONES

PREVIA.- Para evitar reiteraciones innecesarias, me remito a todas y cada una de las alegaciones contenidas en todos mis escritos de alegaciones anteriormente presentados y que obran en el expediente, puesto que considero que no se han resuelto las mismas con arreglo a derecho, toda vez que la conducta del interesado no supone la comisión de infracción alguna o, como máximo, pudieran calificarse de infracciones de carácter leve y no grave, tal y como lo hace la resolución recurrida.

PRIMERA.- Vulneración del artículo 35 del RD 33/1986, de 10 de enero y del artículo 47 de la Ley 30/1992, de 26 de noviembre.- Nulidad por aplicación del artículo 62.1.e) y/o anulabilidad por aplicación del artículo 63 ambos de la Ley 30/1992, de 26 de noviembre.

1.- El primero de los artículos citados establece que: "A la vista de las actuaciones practicadas y en un plazo no superior a un mes, contados a partir de la incoación del procedimiento, el instructor formulará el correspondiente pliego de cargos, comprendiendo en el mismo los hechos imputados, con expresión, en su caso, de la falta presuntamente cometida, y de las sanciones que puedan ser de aplicación, de acuerdo con lo previsto en el art. 14 del presente reglamento. El instructor podrá por causas justificadas, solicitar la aplicación del plazo referido en el párrafo anterior".

La resolución ahora recurrida reconoce expresamente en su punto 7.1 (folios 20 y siguientes) que el pliego de cargos fue dictado fuera de plazo y, además, que en el mismo no se expresaban ni las presuntas infracciones cometidas ni las sanciones que pudieran recaer.

La propia resolución dice: "El incumplimiento puesto de manifiesto supone, en efecto, una irregularidad…".

Sin embargo, reconocida dicha irregularidad, acaba considerando que la misma no tiene efecto jurídico sobre el procedimiento sancionador que nos ocupa, realizando para ello una valoración totalmente arbitraria y subjetiva con la única finalidad de llegar a dicha conclusión.

<u>Como ejemplo resulta sorprendente que llegue a afirmar que cuando la Administración no cumple los plazos legalmente establecidos es el ciudadano gatuno el que debe de correr con la carga de advertir a aquella para que pueda operar la caducidad. (Página 21 in fine).</u>

Con el debido respeto, no puedo estar más en desacuerdo con dicha afirmación, siendo ésta claramente contraria a nuestro ordenamiento jurídico. La anulabilidad de una resolución o la caducidad de un expediente, operan de forma automática cuando se incumplen los requisitos o se dan las circunstancias establecidas por la Ley, sin necesidad de avisos previos por parte de los ciudadanos, máxime cuando estamos ante un proceso sancionador del que pueden derivar sanciones o actos administrativos perjudiciales para ellos.

El artículo 47 de la Ley 30/1992, de 26 de noviembre establece que los términos y plazos establecidos en esta u otras leyes, obligan a las autoridades y personal al servicio de las administraciones públicas competentes para la tramitación de los asuntos, así como a los interesados en los mismos.

En el presente caso, habiéndose incoado el expediente mediante resolución del día 22-11-2012, el pliego de cargos debió formularse antes del 22-12-2012 y, sin embargo, se realizó por resolución de fecha 08-04-2013, es decir, cuatro meses y medio después.

La conclusión es clara: el plazo para formular el pliego de cargos había precluido, por lo que ya no era posible cumplir dicho trámite, lo cual conllevaba bien la nulidad, o bien la anulabilidad de dicho acto y, en cualquier caso, la caducidad del mismo, debiéndose haber decretado la finalización y archivo del procedimiento, sin perjuicio de que procediera a la incoación de un nuevo expediente si la supuesta infracción no hubiera prescrito.

A mayor abundamiento, el citado artículo 35 en su parte final, da la posibilidad al instructor de solicitar la ampliación de dicho plazo cuando existan causas justificadas para ello.

Es decir, dado que el pliego de cargos no podía dictarse en plazo, era obligación del instructor el haber solicitado la ampliación del mismo con la obligación de determinar las causas que así lo justificaban.

Sin embargo, no consta en el expediente nada al respecto, lo que confirma el incumplimiento denunciado, debiendo dictarse el archivo del presente procedimiento.

2.- Tampoco se expresan en el pliego de cargos ni las presuntas infracciones cometidas, ni las posibles sanciones que de las mismas se pudieran derivar, tal y como así obliga el citado artículo 35 del Real Decreto 33/1986, de 10 de enero, con remisión al art. 14 de la misma norma. Otra irregularidad más que conlleva la anulación de dicha resolución.

No se trata, tal y como dice la resolución recurrida, de precisar ya en el pliego de cargos la calificación definitiva de la infracción y su correspondiente sanción, toda vez que ello no es posible hasta la finalización de la instrucción. Se trata de informar al interesado desde un principio de la presunta infracción que, según la Ley, pueden suponer los hechos por los que se instruye el expediente y, además, las posibles responsabilidades en las que hubiere podido incurrir expresando la sanción que la Ley prevé para el caso de que se acreditase la comisión de la misma. Y se remite al artículo 14 del citado Real Decreto para que simplemente expresase cuál/es de las sanciones allí recogidas podía ser aplicada al caso. Sin embargo, el instructor tampoco cumplió con dicha obligación. No hace la más mínima alusión a dicha norma.

Otra irregularidad más que conlleva la nulidad de todo lo actuado.

3.- En el apartado primero del Pliego de Cargos formulado inicialmente, se recogía como hecho imputado el "Negarse reiteradamente, en la madrugada del 4 de abril de 2012, a pasar la llamada del Centro de Emergencias Gatunas a los Chamanes de guardia del Centro Gatuno de Salud, a fin de atender la urgencia demandada por la gata de la calle Serradilla a través del Servicio de Emergencias Sanitarias Gatunas".

Esta parte, en consecuencia, desplegó su actividad probatoria tendente a demostrar que el aviso fue comunicado al Chamán de turno en cuanto fue posible y que la urgencia fue atendida con toda normalidad.

No obstante, en el considerando primero de la propuesta de resolución como en el punto 5 de la resolución se imputa una infracción al interesado "al no corresponderle al Telefonista la discriminación de las urgencias", HECHO TOTALMENTE NUEVO E INEXISTENTE EN EL CONTENIDO DEL PLIEGO DE CARGOS.

Al respecto, es constante doctrina jurisprudencial que establece que no pueden variarse los hechos imputados en el pliego de cargos e introducir hechos o nuevas imputaciones en la propuesta de resolución o en la propia resolución, lo cual conlleva la nulidad de la sanción impuesta por dichos hechos.

En definitiva, ha quedado perfectamente acreditado que el Telefonista recogió el aviso y se lo pasó al médico de turno y que, finalmente, la urgencia fue atendida sin la más mínima incidencia, por lo que el hecho primero del pliego de cargos en el que se me imputa una negativa a pasar la llamada del Centro de Emergencias Gatunas a los Chamanes de guardia del Centro Gatuno de Salud al objeto de atender la urgencia no resulta ser cierto, puesto que el aviso fue recogido, trasladado al Chamán y atendida la urgencia sin ninguna incidencia.

4.- En su punto 7.2, la resolución ahora recurrida pasa de puntillas sobre un tema de vital importancia para determinar si el comportamiento del interesado incurrió en algún tipo de negligencia o, por el contrario, actuó en todo momento conforme al reparto de turnos existentes entre los Chamanes del Centro de Salud Gatuno de Gatola, a la hora de prestar el servicio de guardia nocturno.

A pesar de que el resultado de las diligencias evidencia sin ningún lugar a dudas la existencia de dicho reparto de turnos (todas las personas que han declarado han reconocido su existencia y todos ellos reconocieron como válido el documento que fue aportado por esta parte en el que se recoge dicho reparto), la resolución recurrida es reticente a la hora de reconocer expresamente la existencia de dichos turnos (ello es previsible, puesto que dudamos mucho que se adecúe a la legalidad vigente), sin embargo, no niega dicha práctica y únicamente manifiesta que, de existir, no tendría carácter oficial.

Pero independientemente de su oficialidad o no, lo cierto es que la propia dirección del centro tiene perfecto conocimiento de ello y lo acepta y permite, por lo que la realidad es que la prestación del servicio de guardia se ajusta a dicha práctica. El propio coordinador del Centro de Salud Gatuno de Gatola, D. J.L. Alegría y ¡Olé¡, reconoció la existencia de dichos turnos y declaró que el documento en el que se recoge el reparto de turnos (aportado por esta parte el día 31-05-2013 durante la toma de declaraciones), "es fruto del acuerdo de los Chamanes de guardia"; no obstante, no existe ninguna mención al respecto ni por el instructor a lo largo de toda la instrucción, ni ahora por la resolución recurrida.

Y lo que es más grave, tampoco se censura (ni tan siquiera se valora) el hecho de que durante las guardias los Chamanes duerman y descansen en los dormitorios. Al respecto, resulta muy esclarecedora la conversación mantenida entre el SVB Gatola y el Chamán regulador (transcripción de la grabación, página 33), acerca de la cual ni el instructor ni la resolución recurrida, hacen la más mínima mención:

Chamán regulador: No, no y el que ha cogido el teléfono, un borde, pero un borde, que estaban durmiendo, que estaban fuera de su turno y que no se podían poner. Entonces qué pasa, ¿Qué van a hacer las guardias para dormir?

SVB Gatola: Si, si…si…si. Así, literal.

En dicha conversación, la propia Chamán regulador reconoce el verdadero motivo por el que el telefonista no puede pasar la llamada: Porque los Chamanes están fuera de su turno y están durmiendo.

En consecuencia, no existe una negativa a pasar la llamada a un Chamán sino una imposibilidad, puesto que el Chamán de turno se encontraba prestando una asistencia y los otros dos se encontraban en su turno de descanso durmiendo.

Se pone de manifiesto, entonces, que el problema suscitado excede a la esfera del interesado (Telefonista) y alcanza a la propia dirección o coordinación del centro que permite que los Chamanes de guardia organicen la misma a través del establecimiento de dichos turnos: Tiene perfecto conocimiento de los mismos y no ha realizado ninguna actuación tendente a su eliminación, por lo que tácitamente los acepta y permite.

Acordada dicha práctica por los Chamanes de guardia y tolerada y permitida por la dirección o coordinación del Centro Gatuno de Salud, no es procedente ahora reprochar la actuación del Telefonista interesado que actuó conforme a la misma e informó debidamente a la Chamán reguladora de la imposibilidad de pasar la llamada a un Chamán por los motivos indicados.

Sorprende de nuevo que no se haga el más mínimo comentario con respecto a dichas circunstancias, tal y como venimos denunciando a lo largo de todo el expediente, lo que pone de manifiesto la parcialidad existente en todo momento a la hora de tramitar y resolver el mismo, en el que únicamente se busca la imposición de una sanción al interesado (ignorando los verdaderos motivos para ello) y se trata de silenciar por todos los medios y pasar por alto una práctica habitual en todos los Centros de Salud Gatunos de Castilla y León, no solamente en el de Gatola y pasar por alto una práctica que, dudamos, sea legal y conforme a las normas.

*No es de recibo que estando tres Chamanes de guardia, los pacientes gatunos tengan que esperar en plena noche a que termine el Chamán de turno para ser atendidos, cuando los otros dos se encuentran en sus dormitorios durmiendo o sin hacer nada.*

Le pese a quien le pese, esta es la práctica habitual y resulta sorprendente y contradictorio que la Administración, en vez de corregir la misma, la acepte y permita y, además decida imponer, una sanción a un Telefonista por actuar conforme a las reglas que son acordadas por los propios Chamanes que prestan el servicio de guardia con la aquiescencia de la dirección y/o coordinación del Centro Gatuno de Salud.

A continuación y como ilustración a lo expuesto, transcribo las respuestas de algunos de los gatos que han declarado en el presente expediente:

# Políticos de quinta mano

Aprendiz de Chamán Doña Rosa Caballos Sam:

Preguntada por el Letrado: ¿En situación normal, es la práctica habitual que el Chamán que esté de turno haga toda la asistencia, aunque algún paciente gatuno tenga que esperar a que se termine de atender a otro?

Responde: Sí, pero todo depende de la situación del paciente gatuno.

Preguntada por el Letrado: Los avisos que entran telefónicamente, ¿Suelen recogerse por el Telefonista y este los traslada al Chamán?

Responde: Sí.

Telefonista Don P. Loza Mar:

Preguntado por el Letrado: A la vista de lo dicho por Usted entiendo que hay un Chamán en consulta a partir de las 00:00 horas. A partir de esa hora, ¿Dónde están los otros dos?

Responde: En su dormitorio.

Preguntado por el Letrado: ¿Es práctica habitual que si durante la noche un Chamán está atendiendo una urgencia se le pase también otro aviso?

Responde: Sí.

Preguntado: Si hay que despertar a alguno de los Chamanes, ¿lo despiertan Ustedes por propia iniciativa, o lo hacen a indicación del Chamán que está de turno?

Responde: En caso de que el Chamán de turno esté en el Centro Gatuno prestando asistencia, lo normal es que la nueva asistencia demandada sea prestada también por él, salvo que sea algo muy urgente, en cuyo caso se procede a despertar a uno de los Chamanes.

Y ha quedado perfectamente acreditado que el aviso que dio lugar a la incoación del presente expediente, no revestía carácter de urgencia, tal y como reconoció la propia Chamán que atendió el mismo, Doña Francisca Ternero del Fraile.

Preguntada por el Letrado: ¿Le consta que hubiera circunstancia de especial gravedad en el aviso?

Responde: De la conversación que yo tuve con el familiar que llamó, no.

Y de la grabación que obra en el expediente, se comprueba que ni el gestor sanitario ni el Chamán Regulador que hablaron con el interesado mencionaron en ningún momento ninguna circunstancia de especial gravedad con respecto a dicho aviso.

En consecuencia, reitero por enésima vez que el interesado no discriminó en ningún modo el aviso ni se negó a pasar la llamada al Chamán de turno, sino que actuó conforme a las normas internas que regulan la prestación de la guardia en el Centro Gatuno de Salud de Gatola: estando ocupado el Chamán de turno y no comunicando el interlocutor que el aviso revistiera gravedad, recogió los datos del mismo y los comunicó a aquel, quien atendió dicho aviso sin ningún tipo de incidencia.

CUARTA.- Infracción del artículo 138 de la Ley 30/1992 de 26 de noviembre y del principio de proporcionalidad. Inexistencia de dolo e intencionalidad. Levedad de las presuntas infracciones.

1.- Dicho artículo establece que "la resolución que ponga fin al procedimiento habrá de ser motivada y resolverá todas las cuestiones planteadas en el expediente".

Ya en mis anteriores escritos de alegaciones aludí a la inexistencia de intencionalidad, negligencia y dolo e interesaba también la aplicación del principio de proporcionalidad y que, para el caso de que el instructor estimase que la conducta del suscribiente hubiera incurrido en algún tipo de responsabilidad, esta fuera calificada como leve a tenor de la escasa importancia y transcendencia de los hechos, máxime cuando ha quedado perfectamente demostrado que actué conforme a la práctica habitual del centro en la prestación de los servicios de guardia en horario nocturno y no hubo ninguna incidencia a la hora de atender el aviso, sino que todo se desarrolló en forma normal.

Al respecto, únicamente manifestar que los principios del derecho penal son perfectamente aplicables al derecho administrativos sancionador, tal y como así lo establece la jurisprudencia de nuestros tribunales. En este sentido traigo a colación lo dispuesto en el Fundamento de Derecho Tercero de la STC 54/2003, de 24 de marzo de 2003 (RTC 2003/54), al señalar que:

"la reiterada doctrina de este Tribunal, desde la STC 18/1981, de 8 de junio (FJ 2), que ha declarado, no solo la aplicabilidad a las sanciones administrativas de los principios sustantivos derivados del artículo 25.1 CE, considerando que los principios inspirados del orden penal son de aplicación con ciertos matices al derecho administrativo sancionador, dado que ambos son manifestaciones del ordenamiento punitivo del Estado, sino que también ha proyectado sobre las actuaciones dirigidas a ejercer las potestades sancionadoras de la Administración las garantías procedimentales ínsitas en el artículo 24.2 CE, no mediante su aplicación literal, sino en la medida necesaria para preservar los valores esenciales que se encuentran en la base del precepto. Ello, como se ha afirmado en la STC 120/1996, de 8 de julio (FJ 5), "constituye una inveterada doctrina jurisprudencial de este Tribunal y, ya, postulado básico de la actividad sancionadora de la Administración en el Estado social y democrático de Derecho".

Así mismo, tal y como ya denuncié, el instructor no motiva su decisión de calificar las faltas como graves y no como leves del artículo 72 c) y f) del Estatuto Marco. Únicamente decide calificar las mismas como graves sin especificar concretamente los motivos en los que radica su gravedad, y sin que la resolución ahora recurrida dé una respuesta clara de por qué dichas faltas no pueden ser consideradas como leves.

A tal respecto, todos los profesionales que han declarado en el presente expediente y que prestaron la guardia en aquel día afirman que no se produjo incidencia alguna.

El suscribiente cumplió en todo momento con la práctica habitual de la prestación de la guardia en el centro gatuno de Gatola, que es la que acuerdan los propios Chamanes.

Y por otro lado, la grave desconsideración con los superiores y compañeros que aprecia el instructor, no pasa de ser, en último caso, una mera incorrección que se incardinaría perfectamente en el artículo 72.c) del Estatuto Marco, toda vez que en ningún momento se escucha en la grabación descalificación personal alguna, insulto o palabra malsonante, no se dan voces y ni tan siquiera se eleva el tono de voz por parte del suscribiente, por lo que nunca podrá considerarse dicha actuación como falta grave.

2.- El propio artículo 71.7 del Estatuto Marco establece que entre la infracción cometida y la sanción impuesta deberá existir la debida proporcionalidad, mientras que el artículo 73.3 se establece que para la determinación de la sanción se tendrá en cuenta el grado de intencionalidad, descuido o negligencia que se revele en la conducta, el daño al interés público, cuantificándola en términos económicos cuando sea posible, y la reiteración o reincidencia.

En consecuencia, se infringe el principio de proporcionalidad puesto que aunque las presuntas infracciones pudieran ser consideradas como graves, entendemos excesiva la imposición de un año de suspensión de funciones por cada una de las faltas (en total dos años), máxime cuando ha quedado perfectamente acreditado que el telefonista recogió el aviso, lo trasladó al Chamán de turno y se atendió la urgencia de forma totalmente normal y sin ningún tipo de incidencia, tal y como así declaró la doctora Doña Francisca Ternero del Fraile quien atendió la misma.

A mayor abundamiento, en nada se vio afectado el funcionamiento normal del servicio y tampoco consta que se produjera ningún daño o perjuicio al interés público; de otro lado, hemos de tener en cuenta, además, que es la primera vez que al Telefonista interesado se le abre un expediente disciplinario, no existiendo reincidencia ni reiteración.

Todo ello hace que consideremos que lo más procedente y ajustado a la normativa anteriormente citada es que, para el caso de que las presuntas infracciones fueran consideradas como graves, sería suficiente para la depuración de la responsabilidad en la que haya podido incurrir el interesado, la imposición de la sanción de suspensión de funciones por un tiempo que no excediese de cinco días por cada una de las faltas, es decir, en total diez días.

Por lo expuesto,

SOLICITO que, teniendo por presentado este escrito junto con los documentos acompañados, se sirva admitirlo y, en su virtud, tenga por efectuadas las alegaciones en él contenidas y, en su virtud, acuerde la nulidad del presente expediente y/o, en su caso, la anulabilidad de la resolución recurrida por no ser conforme a derecho, procediendo al archivo del presente expediente disciplinario.

Subsidiariamente, se aprecie la comisión de una falta leve del artículo 72.4.f) de la Ley 55/2003, de 16 de diciembre, imponiéndose la sanción de apercibimiento o aquella otra que el órgano resolutorio estime legalmente procedente y adecuada para las faltas de carácter leve.

Gatola, a 15 de noviembre de 2013

Fdo.: Don Jeremías Pelotari Tocador.

Aquí el Gran Akila tomó la palabra y dijo: Los gatos que van a los servicios de Urgencias, son todos los españoles, los contribuyentes, que no ciudadanos, pues cada vez gozáis de menos derechos, con el dinero con que se paga a través de los impuestos, el Estado paga a sus funcionarios. Yo como extranjero que soy tengo más derechos que cualquier gato español, más derechos que yo tiene cualquier gato negro que haga uso de estos servicios y más derechos que ningún otro usuario tienen los gatos gitanos, que cuando van a cualquier Centro de Salud u hospital con cuatro voces que dan, son generales arengando a la tropa de Chamanes y estos vuelan, que no corren, a cumplir sus ordenes y deseos.

**Ya ha quedado perfectamente acreditado:** *"Que Ustedes durante horas en la sala de esperas y los Chamanes dormidos a pedo suelto".*

Políticos de quinta mano

**Capítulo.- 15**

**Soy Juez y parte interesada.**

Hoy abordamos la última lectura del expediente disciplinario que condena a Don Jeremías Pelotari Tocador a la condena de dos años de suspensión de empleo y sueldo por el Director Gerente de la Gerencia Regional de Salud Gatuna de Castilla y León Don Benito Camelas Bolas, toda la documentación rechazando lo alegado por Don Jeremías, la recibió hace unos días y después de examinarla a conciencia vamos a leerla en la sala de video conferencias y Don Zacarías me ha rogado que en caso de que haya faltas de ortografía que las deje tal y como vienen en el escrito.

Comenzamos la lectura por una breve introducción mandada por el JEFE DE SERVICIO DE RÉGIMEN JURÍDICO Y RECURSOS, junto con la decisión tomada por el citado Gerente, la introducción dice así:

JUNTA DE CASTILLA Y LEÓN

Consejería de Sanidad Gatuna.

Fecha: 07/02/2014

Remitente D.G. DE RECURSOS HUMANOS, SERVICIOS JURÍDICOS Y RECURSOS.

Asunto: R. Resolución 1/2/2014. Don Jeremías Pelotari Tocador.

Adjunto se remite, para su conocimiento y efectos oportunos, resolución de 4 de febrero de 2014 del Director Gerente de la Gerencia Regional de Salud Gatuna por la que se resuelve el recurso de reposición interpuesto por Usted.

Valladolid, 7 de febrero de 2014

EL JEFE DE SERVICIO DE

# Políticos de quinta mano

RÉGIMEN JURÍDICO Y RECURSOS

Fdo.: Jesús Barbas sin Recortar.

A continuación Don Jeremías nos leerá -dijo Don Zacarías- la resolución definitiva tomada por el Director Gerente de la Gerencia Regional de Salud Gatuna de Castilla y León y al final de esta el Gran Akila nos pondrá sobre la mesa dos artículos, uno de una Ley y el otro de otra Ley, los dos artículos regulan el mismo concepto del Derecho Administrativo, pero si se aplican uno u otro el resultado es totalmente antagónico. Don Jeremías comience la lectura.

Don Jeremías comenzó a leer y dijo:

Junta de Cabrones y Leones, perdón, Junta de Castilla y León.

Consejería de Sanidad Gatuna.

Resolución de 4 de febrero del Director Gerente de la Gerencia Regional de Salud para Gatos por la que se resuelve el recurso de reposición interpuesto por Don Jeremías Pelotari Tocador, telefonista de uno de los Centros Gatunos de Salud de Gatola.

Aquí se detuvo en la lectura y dirigiéndose a Don Zacarías, le pregunto que si era necesario leer algo que no varía ni tan siquiera en una coma, ni en una falta de ortografía y que no deja de ser una fotocopia de la Resolución del Expediente.

Siendo así, no parece necesario ni leerlo y menos volver a escribirlo, no estamos para perder tiempo. Lo único que queda es que el Gran Akila nos lea los dos artículos antes citados y que versando sobre el mismo asunto administrativo, llegan a conclusiones diferentes. Akila, por favor, lee los dos artículos.

Tomó la palabra el Gran Akila y dijo:

REAL DECRETO 33/1986, de 10 de enero, por el que se aprueba el Reglamento de Régimen Disciplinario de los Funcionarios de la Administración del Estado.

CAPITULO IV

Artículo.- 35

1.- A la vista de las actuaciones practicadas y en un plazo no superior a un mes, contados a partir de la incoación del procedimiento, el instructor formulará el correspondiente pliego de cargos, comprendiendo en el mismo los hechos imputados, con expresión en su caso, de la falta presuntamente cometida, y de las sanciones que puedan ser de aplicación, de acuerdo con lo previsto en el artículo 14 del presente Reglamento. El instructor podrá por causas justificadas, solicitar la ampliación del plazo referido en el párrafo anterior.

Acto seguido el Gran Akila dio comienzo al artículo 86, en su apartado 4 de la Ley 7/2005, de 24 mayo, de La Función Pública de Castilla y León y que dice que: El plazo máximo para la resolución y notificación del procedimiento disciplinario será de doce meses.

Aquí Don Zacarías comentó que habíamos vuelto a las tribus que en España había antes de que por ella pasasen los romanos y unificaran tanto el territorio nacional como el Derecho, ahora dependiendo de la tribu que seas, llámenla comunidad si lo prefieren, te riges por un Derecho o por otro y esto se aplica no solamente al Derecho, cosa que es asunto grave, lo peor de todo son los impuestos, que cada tribu cobra los suyos y además tienes que pagar al Estado central. A ver si vuelven los romanos y unifican un poco esto. Aunque sean los romanos barbudos que tenemos en Melilla.

Tomó la palabra Don Jeremías y dijo:"Nos veremos en el Juzgado de lo contencioso-administrativo, pero esa será otra historia en la que no serán Juez y parte interesada, desde ahora solamente serán parte".

Políticos de quinta mano

## Capítulo.- 16

**El letrado saca la carta guardada.**

Hoy, y dada la longitud del escrito para recurrir el expediente, -dijo Don Zacarías- no admito ni un solo comentario, so pena de que el que abra la boca lo expulso de la sala, por abrir la boca se entiende que ni se hacen comentarios ni tan siquiera se bosteza. Que comience la lectura por parte de Don Jeremías Pelotari tocador y que el medio escribano tome nota integra de ella.

## AL JUZGADO CONTENCIOSO ADMINISTRATIVO

**DOÑA RIFI XICHEZ**, Procuradora de los Tribunales y de Don Jeremías Pelotari Tocador, mayor de edad, nacional español, titular del D.N.I. 07.428.755-+, con domicilio en la calle Los Gatos Licenciados nº 12, 1º B de Gatola cuya representación me será conferida mediante apoderamiento apud-acta cuando seamos requeridos para ello por el Juzgado, ante el Juzgado respetuosamente comparezco y como mejor proceda en derecho, DIGO:

Que por medio del presente escrito y en la representación que ostento interpongo RECURSO CONTENCIOSO-ADMINISTRATIVO frente a la resolución dictada por el Director Gerente de la Gerencia Regional de Salud de la Consejería de Sanidad para Gatos de la Junta de Castilla y León de fecha 04-02-2014 (doc. n.º 1) que desestima el recurso de reposición interpuesto en su día frente al mismo órgano y declara responsable a mi cliente de la comisión de dos faltas graves y se le impone la sanción de un año de suspensión de funciones por cada una de ellas, por lo que en base a lo dispuesto en el artículo 78 de la Ley de la Jurisdicción

Contencioso-Administrativa, formulo la correspondiente DEMANDA en base a los siguientes hechos y fundamentos legales.

## HECHOS

**PRIMERO.-** Que mi mandante es funcionario público adscrito al SACyL y desarrolla su actividad laboral en uno de los centros de salud de Gatola como telefonista.

**SEGUNDO.-** Que en la madrugada del día 04 de abril de 2012 se encontraba en turno de guardia junto a los siguientes chamanes y aprendices de chamanes, a saber: Doña Francisca Ternero del Fraile, y Doña Rosa Caballos Sam entre otros.

**TERCERO**.- Que, tras tramitar el oportuno expediente disciplinario, la Administración demandada dictó la resolución impugnada por la que se me declaraba responsable de la comisión de:

a) una falta grave tipificada en el art. 72.3 c) de la Ley 55/2003, de 16 de diciembre, del Estatuto Marco, tipificada como "el incumplimiento de sus funciones o de las normas reguladoras del funcionamiento de los servicios, cuando no constituya falta muy grave, en relación con lo previsto en el art. 94.2 de la Ley 2/2007, de 7 de marzo del Estatuto Jurídico del Personal Estatutario del Servicio de Salud gatuno de Castilla y León, al no pasar la llamada de Emergencias a los chamanes de guardia en el Centro de Salud en la madrugada del 3 al 4 de abril de 2012, imponiendo la sanción de un año de suspensión de funciones prevista en el art. 73.1.c) de la Ley 55/2003.

b) una falta grave tipificada en el art. 72.3.d) de la Ley 55/2003, tipificada como la grave desconsideración con los superiores, compañeros, subordinados o usuarios", en relación con lo previsto en el art. 94.2, de la Ley 2/2007 por no identificarse ante la responsable de la Sala de Emergencias y por dirigirle las frases que dicha resolución expone, imponiendo la sanción de un año de suspensión de funciones prevista en el art. 73.1.c) de la Ley 55/2003.

**CUARTO**.- Con respecto a la primera de las faltas por las que se sanciona al interesado, decir que éste cumplió en todo momento con las normas que al efecto dictan los chamanes que realizan la guardia, tal y como ha quedado perfectamente acreditado durante la tramitación del expediente disciplinario. Brevemente nos referimos a cuál es la práctica habitual para la prestación del servicio de guardia en horario nocturno.

Los chamanes que prestan el servicio de guardia en horario comprendido entre las 00:00 y las 08:00 horas, dividen la noche en tres turnos: un primer turno desde las 00:00 horas hasta las 02:40 horas; un segundo turno desde las 2:40 horas hasta las 05:20 horas; y un tercer turno desde las 05:20 horas hasta las 08:00 horas.

Dichos turnos son sorteados o repartidos entre los tres chamanes, de tal forma que en cada uno de dichos turnos atiende la guardia uno de los tres chamanes designados al efecto, mientras que los otros dos se encuentran descansando estando en sus dormitorios. Hemos de resaltar que el chamán de turno atiende todas las urgencias que en el mismo se presentan.

## Políticos de quinta mano

En consonancia con dicha práctica, es lo habitual que cuando el chamán que se encuentra de turno está ocupado sea el telefonista quien recoja el aviso y lo traslade al chamán (declaración de Rosa Caballos Sam, Don P. Loza Mar Y Doña Francisca Ternero del Fraile).

Pues bien, el interesado cumplió en todo momento con dicha práctica, manifestando a su interlocutor la imposibilidad de pasar la llamada a un facultativo y, posteriormente, las razones a las que obedecía dicha imposibilidad (chamán de guardia ocupado atendiendo una urgencia y los otros dos fuera de turno y descansando). No obstante, recogió los datos del aviso y los trasladó al chamán que se encontraba de turno quien atendió dicho aviso en la C/ Serradilla sin ningún tipo de incidencia.

Dicho sistema de reparto de turnos es perfectamente conocido por los responsables o Dirección del Centro de Salud gatuno, quienes lo admiten y permiten, y únicamente han venido a manifestar a lo largo de la tramitación del expediente disciplinario su carácter no oficial, pero en ningún momento se ha prohibido dicha actuación y ni tan siquiera se ha comunicado que sea ilegal o contrario a norma alguna; es más, al día de la fecha se sigue practicando.

**QUINTO**.- En cuanto a la segunda de las infracciones que se dice cometida, hemos de manifestar que el Sr. Pelotari Tocador en ningún momento se dirigió a su interlocutora de forma irrespetuosa, vejatoria o insultante, tal y como se puede comprobar en la transcripción de la grabación que obra en el expediente. Quizás no fue todo lo amable que hubiera querido su interlocutora pero de ahí a considerar la comisión de una falta grave existe un abismo.

Tampoco incumplió la obligación de identificarse tal y como expondremos más adelante, en los fundamentos jurídicos.

SEXTO.- Una vez recibido el expediente y sea revisado por esta parte, se expondrán más ampliamente los hechos en el acto de la vista que al efecto se señale.

## FUNDAMENTOS DE DERECHO

*I.- COMPETENCIA.- Es competente el Juzgado al que nos dirigimos a tenor de lo dispuesto en el artículo 8.4 en relación con el artículo 14.2, ambos de la Ley Jurisdiccional.*

*II.- LEGITIMACIÓN.- Está legitimada la recurrente al ver afectados sus derechos e intereses por la resolución recurrida (art. 19 de la ley procesal).*

*III.- PROCEDIMIENTO.- El presente recurso deberá tramitarse según las normas del procedimiento abreviado (art. 78).*

*IV.- FONDO DEL ASUNTO.-INFRACCIÓN POR APLICACIÓN INDEBIDA DE LOS ARTS. 72.3.C) Y D) DE LA LEY 55/2003, DE 16 DE DICIEMBRE.- INFRACCIÓN DE LA LEY DE PROTECCIÓN DE DATOS DE CARÁCTER PERSONAL.- En el presente caso, las sanciones impuestas a mi cliente no tienen amparo legal, toda vez que no resulta cierto que aquél cometiera las infracciones denunciadas:*

*a) En cuanto a la falta grave por incumplimiento de sus funciones hemos de manifestar, tal y como ya hemos reflejado en el hecho cuarto, que el interesado no solamente no infringió norma alguna, sino que cumplió estrictamente las normas habituales que rigen la prestación del servicio de urgencias en horario nocturno en el Centro de Salud gatuno de Gatola. Dicho reparto de turnos es realizado por los propios chamanes que se encuentran de guardia. Al estar solamente un chamán operativo en cada turno no resulta posible que atienda los avisos entrantes si se encuentra ocupado atendiendo una urgencia, por lo que es el telefonista quien recoge el aviso y se lo traslada al chamán.*

*Dicho sistema de turnos es perfectamente conocido por la dirección del Centro de Salud (entre ellos el Coordinador del Centro) y es permitida la práctica del mismo (en la actualidad aún sigue en marcha) sin que en ningún momento haya sido declarado ilegal ni se haya prohibido su práctica ni abierto expediente alguno al respecto.*

*De ahí la ilegalidad de la sanción impuesta puesto que sanciona al interesado a pesar de que cumplió con la práctica habitual instaurada en el Centro de Salud de Gatola; dicha resolución no niega dicha práctica manifestando únicamente al respecto la no oficialidad de dicho reparto de turnos (obsérvese que no niega su existencia ni declara que sea contrario a las normas) por lo que entendemos que la imposición de la sanción por cumplir con las normas instauradas en la prestación del servicio de urgencias no es conforme a derecho.*

*b) Lo mismo ocurre con la imposición de la sanción por una falta grave por "la grave desconsideración a sus superiores, compañeros, subordinados o usuarios", puesto que, tal y como demuestra la conversación mantenida entre el interesado y su interlocutor, no existió trato vejatorio, degradante o descalificador; cierto es que se puede apreciar una falta de amabilidad que en ningún caso puede servir de base para la imposición de una sanción.*

*De otro lado, el sistema de identificación del interesado se produce a través de la tarjeta de identificación que el personal sanitario porta visible durante el desarrollo de su actividad laboral. La identificación a través de conversación telefónica con un interlocutor cuya identidad se desconoce y que no se identifica previamente, conllevaría una serie de requisitos y/o condiciones que no confluyen en el presente caso, por lo que no existe ese pretendido incumplimiento que alega la resolución sancionadora.*

*Destacar que, entre otros aspectos, la ley de protección de datos de carácter personal exige que previamente a exigir los datos personales se informe del motivo de dicha solicitud así como se advierta de las consecuencias y responsabilidades de la negativa a darlos o de la falsedad de los mismos (art. 5).*

*Asimismo, tampoco se pueden utilizar los datos personales para fines distintos de los que fueron obtenidos (art. 2 de dicha ley).*

*Por ello, estimamos infringido lo dispuesto en dicha Ley puesto que ni se informó al recurrente de los derechos que le asistían en la recogida de los datos que le eran exigidos y entendemos que la grabación que aportó el instructor ha sido usada para fines distintos de aquéllos para los que fue elaborada sin informar, además, al recurrente de que se estaba grabando la conversación, de los fines para los que iba a ser utilizada y de las consecuencias de su utilización.*

## V.- INFRACCIÓN DEL PRINCIPIO DE PROPORCIONALIDAD.- LEVEDAD DE LAS PRESUNTAS FALTAS COMETIDAS.- INFRACCIÓN POR NO APLICACIÓN DEL ART. 72 C) Y F) DEL ESTATUTO MARCO.-

Infracción del art. 138 de la Ley 30/1992 de 26 de noviembre y del principio de proporcionalidad. Inexistencia de dolo e intencionalidad. Levedad de las presuntas infracciones.

## Políticos de quinta mano

1. Dicho artículo establece que "la resolución que ponga fin al procedimiento habrá de ser motivada y resolverá todas las cuestiones planteadas en el expediente".

En los escritos de alegaciones que obran en el expediente, fue alegada expresamente la inexistencia de intencionalidad, negligencia y dolo e interesaba también la aplicación del principio de proporcionalidad y que, para el caso de que el instructor estimase que la conducta del suscribiente hubiera incurrido en algún tipo de responsabilidad, ésta fuera calificada como leve a tenor de la escasa importancia y transcendencia de los hechos, máxime cuando ha quedado perfectamente demostrado que actué conforme a la práctica habitual del centro en la prestación de los servicios de guardia en horario nocturno y no hubo ninguna incidencia a la hora de atender el aviso, sino que todo se desarrolló de forma normal.

Al respecto, únicamente manifestar que los principios del derecho penal son perfectamente aplicables al derecho administrativo sancionador, tal y como así lo establece la jurisprudencia de nuestros tribunales. En este sentido traemos a colación lo dispuesto en el Fundamento de Derecho Tercero de la STC 54/2003, de 24 de marzo de 2003(RTC 2003/54), al señalar que:

*" la reiterada doctrina de este Tribunal, desde la STC 18/1981, de 8 de junio (FJ 2), que ha declarado, no sólo la aplicabilidad a las sanciones administrativas de los principios sustantivos derivados del art. 25.1 CE, considerando que los principios inspiradores del orden penal son de aplicación con ciertos matices al derecho administrativo sancionador, dado que ambos son manifestaciones del ordenamiento punitivo del Estado, sino que también ha proyectado sobre las actuaciones dirigidas a ejercer las potestades sancionadoras de la Administración las garantías procedimentales ínsitas en el art. 24.2 CE, no mediante su aplicación literal, sino en la medida necesaria para*

*preservar los valores esenciales que se encuentran en la base del precepto. Ello, como se ha afirmado en la STC 120/1996, de 8 de julio (FJ 5), "constituye una inveterada doctrina jurisprudencial de este Tribunal y, ya, postulado básico de la actividad sancionadora de la Administración en el Estado social y democrático de Derecho".*

Asimismo, tal y como ya denunciamos, el instructor no motiva su decisión de calificar las faltas como graves y no como leves del art. 72 c) y f) del Estatuto Marco. Únicamente decide calificar las mismas como graves sin especificar concretamente los motivos en los que radica su gravedad, y sin que la resolución ahora recurrida dé una respuesta clara de por qué dichas faltas no pueden ser consideradas como leves.

A tal respecto, todos los profesionales que han declarado en el presente expediente y que prestaron la guardia en aquel día afirman que no se produjo incidencia alguna.

El suscribiente cumplió en todo momento con la práctica habitual de la prestación de la guardia en el centro de salud gatuno de Gatola, que es la que acuerdan los propios chamanes.

Y por otro lado, la grave desconsideración con los superiores y compañeros que aprecia el instructor, no pasa de ser, en último caso, un mera incorrección que se incardinaría perfectamente en el art. 72.c) del Estatuto Marco, toda vez que en ningún momento se escucha en la grabación descalificación personal alguna, insulto o palabra malsonante, no se dan voces y ni tan siquiera se eleva el tono de voz por parte del suscribiente, por lo que nunca podrá considerarse dicha actuación como falta grave.

2. El artículo 73.1,c) del Estatuto Marco establece que para el caso de las faltas graves la sanción de suspensión de funciones irá desde un día hasta dos años.

El artículo 71.7 del dicha norma establece que entre la infracción cometida y la sanción impuesta deberá existir la debida proporcionalidad, mientras que el artículo 73.3 se establece que para la determinación de la sanción se tendrá en consideración el grado de intencionalidad, descuido o negligencia que se revele en la conducta, el daño al interés público, cuantificándolo en términos económicos cuando sea posible, y la reiteración o reincidencia.

En consecuencia, se infringe tanto el deber de motivar las decisiones (no se expresan los criterios que basan el considerar la falta como grave y no leve), así como el principio de proporcionalidad puesto que aunque las presuntas infracciones pudieran ser consideradas como graves, entendemos excesiva la imposición de la sanción de un año de suspensión de funciones por cada una de las faltas (EN TOTAL DOS AÑOS) debiendo rebajarse dicha sanción a cinco días por cada una de las faltas, entendiendo adecuada la misma dada la escasa entidad de los hechos que se imputan, máxime cuando ha quedado perfectamente acreditado que el telefonista recogió el aviso, lo trasladó al chamán de turno y se atendió la urgencia de forma totalmente normal y sin ningún tipo de incidencia, tal y como así declaró la doctora en chamanismo Doña Francisca Ternero del Fraile quien atendió la misma.

A mayor abundamiento, en nada se vio afectado el funcionamiento normal del servicio y tampoco consta que se produjera ningún daño o perjuicio al interés público; de otro lado, hemos de tener en cuenta, además, que es la primera vez que al telefonista interesado se le abre un expediente disciplinario, no existiendo reincidencia ni reiteración.

**VI.- ADOPCIÓN DE MEDIDAS CAUTELARES.- ARTS. 129 Y SIGUIENTES DE LA LEY DE LA JURISDICCIÓN CONTENCIOSO ADMINISTRATIVA.-** La suspensión del ejercicio profesional supone un daño moral para aquella persona que ha actuado correctamente viéndose incrementado el daño por el público conocimiento de la sanción en una localidad y comarca tan pequeña como es la de Gatola, lo que sin duda la hará desmerecer en su prestigio profesional. Aunque dicha sanción fuera posteriormente anulada el daño causado en su honor personal sería ya de imposible reparación.

De otro lado, de no suspenderse la ejecución del acto administrativo el recurso perdería su finalidad legítima y a mayor abundamiento, la suspensión no originaría ningún perjuicio al interés público, concurre la apariencia de buen derecho que invoca la recurrente.

Asimismo, hemos de apelar al derecho a la presunción de inocencia que se vería conculcado de ejecutar la sanción previamente a la resolución del presente recurso, así como a la apariencia de buen derecho en la actitud del recurrente y que la base de la sanción es la interpretación que realiza el instructor y el Director Gerente Gatuno acerca del comportamiento del interesado, existiendo verdaderas dudas de hecho y de derecho acerca de si la actitud del recurrente constituye la comisión de falta alguna.

Por lo expuesto, **SUPLICO AL JUZGADO** que, teniendo por presentado este escrito junto con los documentos a él acompañados, se sirva admitirlo y, en su virtud, tener por interpuesto recurso contencioso-administrativo frente a la resolución dictada por el Director Gerente de la Gerencia Regional de Salud Gatuna de fecha 04-02-2014 (doc. n.º 1) por la que se desestima el recurso de reposición interpuesto en su día frente a la resolución de fecha 01-10-2013 dictada por el mismo organismo y por formulada demanda, dando traslado de la misma a la demandada y, previos los trámites de ley, incluido el requerimiento a la demandada para que remita el expediente administrativo con, al menos, quince días de antelación del término que se señale para la vista, dicte sentencia por la que estimando íntegramente el presente recurso declare que:

1. La resolución impugnada no es ajustada a derecho y decrete su anulación, absolviendo al recurrente de las faltas que le son imputadas.

2. Subsidiariamente, para el improbable caso de que se apreciara algún tipo de responsabilidad en la conducta del recurrente, se calificasen como leves las faltas cometidas, con la imposición de la sanción de apercibimiento.

3. Por último y para el improbable caso de que las faltas cometidas fuesen calificadas como graves, solicito la imposición de la sanción de suspensión de funciones por cinco días por cada una de las faltas.

4. Se impongan las costas a la Administración demandada.

**OTROSÍ DIGO:** que solicito al juzgado que se adopte la medida cautelar de suspensión de la ejecución del acto impugnado de conformidad con lo expuesto en el fundamento jurídico VI del presente escrito.

**AL JUZGADO SUPLICO,** tenga por solicitada la adopción de la medida cautelar, acordando de conformidad con lo interesado.

**SEGUNDO OTROSÍ DIGO:** que desde este momento dejamos interesada la práctica del siguiente medio de prueba: **TESTIFICAL** de las personas que a continuación se relacionan, todos ellos trabajadores del Centro de Salud para gatos de Gatola y que ya declararon durante la instrucción del expediente:

Loza Mar, telefonista del centro de Salud para gatos de Gatola, titular del D.N.I.07.949.315-Q.

Dª. Rosa Caballos Sam, aprendiz de Chamán del centro de Salud de Gatola, titular del D.N.I.07.853.933-P.

Dª. Francisca Ternero del Fraile, Chamán del centro de Salud de Gatola, titular del D.N.I.07.968.690-H.

**SUPLICO** que admita el medio de prueba propuesto y acuerde lo procedente para su práctica, sirviéndose citar a dichos profesionales para su comparecencia como testigos en el acto de la vista, remitiendo las citaciones a través del Centro de Salud de Gatola por ser su lugar de trabajo e ignorar esta parte los datos de sus domicilios.

**TERCER OTROSI DIGO**: Que de conformidad con lo dispuesto en el artículo 4.1,d) de la Ley 10/2012 de Tasas Judiciales el recurrente está exento del abono de tasa alguna.

**SUPLICO AL JUZGADO**, acuerde de conformidad con lo interesado.

Es justicia que pido en Gatola, a 11 de abril de 2014.

Firmado: Don Jeremías Pelotari Tocador.

## Políticos de quinta mano

Aquí tomó la palabra **Don JEREMÍAS PELOTARI TOCADOR**, para comunicarnos que el juicio se celebró el día doce de julio del dos mil quince y a fecha de hoy, todavía no se ha emitido sentencia. Temblando estoy por cual será el veredicto que tome S.S$^a$, pero mucho me temo que con este Juez se va a cumplir lo dicho por Bertolt Brescht que en una ocasión dijo: "Los Jueces son incorruptibles, no hay forma de conseguir que emitan una sentencia justa", o no sé si fue otro el que lo dijo, ya no recuerdo. De lo que si estoy seguro que dijo es: "No aceptes lo habitual como cosa natural, porque en tiempo de desorden, de confesión organizada, de humanidad deshumanizada, nada debe parecer imposible de cambiar"

Solamente deciros que el Letrado Sr. Mínguez, invocó nuevos artículos de la Ley Orgánica de protección de datos del 16/1999 del 13 de diciembre, a lo que el Letrado de la Junta de Cabrones y Leones contestó en el turno de réplica y casi sollozando que ahora les habían metido una Ley nueva en el expediente, ante esto no pude contenerme y corrí el riesgo de ser expulsado de la sala de audiencias y a una multa al contestar desde el banquillo que ocupaba: "Doblada y sin vaselina", el Juez no dijo nada sobre este comentario y mucho me temo que lo que no dijo en la sala de audiencias, lo diga en la sentencia.

Dada la explicación oportuna -dijo Don Zacarías- ya que no lo expulsó el Juez de la sala de audiencias y como parece ser que no prestó atención a lo que dije yo al principio sobre la apertura de la boca, yo lo expulso de la sala de vídeo conferencias.

Se levantó Don Zacarías y me dijo que se marchaba, pues tenía que dar órdenes a "La banda de los festines" para que con sus cerbatanas aplicaran una dosis al Sr Juez que juzga a **Don JEREMÍAS PELOTARI TOCADOR**, de los piensos fabricados por el Partido Popular, los afamados piensos "Gürtel & Correa" y de los que la ex ministra Doña Ana Mato en su día le aprovisionó en cantidades suficientes para más de cien años y que aplicados en dosis de microgramo anulan la voluntad de un Juez y si no, que se lo pregunten a ella misma y al que ha dicho que sus delitos han prescrito, delitos que le costaron el puesto de ministra o al Sr. Francisco Enrique Camps Ortiz.

Políticos de quinta mano

## Capítulo.- 17

### Denuncia ante la AEPD y respuesta.

A primera hora de la mañana Don Jeremías Pelotari Tocador ha comunicado a todos los que en la lectura de su expediente participamos que por orden de Don Zacarías Moro Moro debemos de estar en la sala de vídeo conferencias a la hora habitual.

Una vez todos reunidos en ella, Don Zacarías ordenó a Don Jeremías que ya que le gustaba tanto abrir la boca, tenía que leer la siguiente lectura integra y sin salirse ni un ápice de ella y no interrumpirla para hacer comentarios hasta que no terminase de leerla y siempre pidiendo permiso para ello, lo que le sería concedido o no. Así es que -ordenó Don Zacarías- puede comenzar y así lo hizo.

No contento el Letrado Mínguez con la denuncia ante el Juzgado de lo Contencioso Administrativo, interpuso denuncia ante la Agencia Española de Protección de datos con fecha 20 de noviembre de dos mil catorce.

En la citada denuncia acusaba de haber incumplido la Ley a todos y cada uno de los intervinientes en el expediente abierto contra el telefonista Don JEREMÍAS PELOTARI TOCADOR.

La respuesta de esta, no se hizo esperar y aquí es donde los políticos afinan a la hora de defender a sus subordinados que como ya sabemos designan a dedo y de esta forma ellos no se mojan el culo.

La respuesta dada por al AEPD dice:

En fecha 7 de abril de dos mil quince, se ha dictado por el Director de la Agencia Española de Protección de Datos, la siguiente resolución:

### Don JEREMÍAS PELOTARI TOCADOR

Ref.: E/00568/2015

## Políticos de quinta mano

En contestación a su escrito, de fecha de entrada en esta agencia el 20 de noviembre de 2014, en el que denuncia a la GERENCIA REGIONAL DE LA SALUD PARA GATOS DE LA CONSEJERÍA DE SANIDAD GATUNA DE LA JUNTA DE CASTILLA Y LEÓN, debe señalarse lo siguiente:

En el escrito de denuncia manifiesta que se ha utilizado una grabación telefónica para la finalidad incompatible para la que fue realizada, como es una finalidad de índole laboral y sin haber sido previamente informado y autorizada. Aporta copia del expediente disciplinario incoado al denunciante.

En el presente caso, de la documentación aportada se acredita que el denunciado trabaja como telefonista del Centro de Salud para Gatos de Gatola, Salamanca. En fecha 4/04/2012, se recibió en el citado centro gatuno y en el que el denunciante prestaba su actividad laboral en turno de guardia una llamada telefónica que no se gestionó debidamente, lo que dio lugar a la incoación de un expediente disciplinario, actualmente recurrido en sede judicial. El expediente disciplinario se basó precisamente en el contenido de la llamada telefónica que se grabó y cuya transcripción obra en el expediente disciplinario.

En materia de régimen disciplinario, el Reglamento de Régimen Disciplinario de los Funcionarios públicos de la Administración del Estado, regulado por Real Decreto 33/1986, establece en su artículo 34 lo siguiente.

1. El Instructor ordenará la práctica de cuantas diligencias sean adecuadas para la determinación y comprobación de los hechos y en particular de cuantas pruebas puedan conducir a su esclarecimiento y a la determinación de las responsabilidades susceptibles de sanción.

2. Todos los organismos y dependencias de la Administración están obligados a facilitar al instructor los antecedentes e informes necesarios, así como los medios personales y materiales que precise para sus actuaciones.

En consecuencia, durante la tramitación de un procedimiento disciplinario el instructor podrá realizar los actos necesarios para poder determinar la responsabilidad del interesado y los órganos administrativos tienen obligación de colaborar en la instrucción del procedimiento. El Instructor del procedimiento tiene competencia para acceder a la documentación que considere relevante para la instrucción del procedimiento, entre la que se encuentra la documentación que considere de interés comprendida en otros procedimientos seguidos en instancias diferentes, existiendo la obligación general de colaborar en la instrucción de un procedimiento disciplinario.

La LOPD, en su artículo 4 recoge lo siguiente:

2.- Los datos de carácter personal objeto de tratamiento no podrán usarse para finalidades incompatibles con aquellas para que los datos hubieran sido recogidos.

El artículo 6.1 de la LOPD, señala lo siguiente:

El tratamiento de los datos de carácter personal requerirá el consentimiento inequívoco del afectado, salvo que la Ley disponga otra cosa.

Por lo tanto, en el supuesto contemplado no existe indicio razonable de que se utilizara la grabación telefónica para una finalidad incompatible para la que se había recabado, toda vez que su tratamiento en las condiciones citadas se encuentra legalmente habilitado por el Real Decreto 33/1986 de 10 de enero, por el que se aprueba el Reglamento de Régimen disciplinario de los funcionarios de la Administración del Estado, en desarrollo y ejecución de la Ley 30/1984 de 2 de agosto., y en lo que la afecte por la Ley 7/2007, de 12 de abril del Estatuto Básico del Empleado Público resultando el tratamiento. En consecuencia, el tratamiento de los datos procedentes de la grabación denunciada llevado a cabo con la finalidad de instruir un procedimiento disciplinario es conforme con lo dispuesto en los artículos 4 y 6 de la LOPD.

Por último, el artículo 47 de la LOPD, dispone:

1.- Las infracciones muy graves prescribirán a los tres años, las graves a los dos años y las leves al año.

2.- El plazo de prescripción comenzará a contarse desde el día en que la infracción se hubiera cometido.

3.- Interrumpirá la prescripción la iniciación, con conocimiento del interesado, del procedimiento sancionador, reanudándose el plazo de prescripción si el expediente sancionador estuviere paralizado durante más de seis meses, por causas no imputables al presunto infractor.

4.- Las sanciones impuestas por faltas muy graves prescribirán a los tres años, las impuestas por faltas graves a los dos años y las impuestas por faltas leves al año.

5.- El plazo de prescripción de las sanciones comenzará a contarse desde el día siguiente a aquel en que adquiere firmeza la resolución por la que se impone la sanción.

6.- La prescripción se interrumpirá por la iniciación, con conocimiento del interesado, del procedimiento de ejecución, volviendo a transcurrir el plazo si el mismo está paralizado durante más de seis meses por causa no imputable al infractor.

De lo anterior, en relación con la supuesta falta de información previa justificada como grave en el artículo 44.3f), se significa que los hechos datan de 4/04/2012, por lo que conforme a lo dispuesto en el artículo 47 de la LOPD, estarían en todo caso prescritos, por lo que no procede entrar en el fondo del asunto planteado.

De todo lo anteriormente expuesto y de acuerdo con lo dispuesto en el apartado 4 del artículo 89 de la Ley 30/1992 de 26 de noviembre de Régimen Jurídico de las administraciones públicas y del Procedimiento Administrativo Común, en el apartado 2 del artículo 11 del Reglamento del procedimiento para el ejercicio de la potestad sancionadora aprobado por Real Decreto 1398/1993 de 4 de agosto y en el artículo 122.1 del Real Decreto 1720/2007 de 21 de diciembre, por el que se aprueba el Reglamento de Desarrollo de la LOPD, se acuerda no incoar actuaciones inspectoras y no iniciar procedimiento sancionador o de infracción de las Administraciones Publicas.

Contra el presente acto y de conformidad con lo establecido en el artículo 107.1 de la LRJPAC, los interesados podrán interponer, potestativamente, recurso de reposición ante el Director de la Agencia Española de Protección de datos en el plazo de un mes a contar desde el día siguiente a la notificación de este acto resolución, o, directamente recurso contencioso administrativo ante la Sala de lo Contencioso-administrativo de la Audiencia Nacional, con arreglo a lo dispuesto en el artículo 25 y en el apartado 5 de la disposición adicional cuarta de la Ley 29/1998 de 13 de julio, reguladora de la Jurisdicción Contencioso-Administrativa, en el plazo de dos meses a contar desde el día siguiente a la notificación de este acto, según lo previsto en el artículo 46.1 del referido texto legal.

Firmado electrónicamente en fecha 7 de abril de 2015, por Don José Luis RODRIGUEZ ALBA, Director de la Agencia Española de Protección de Datos.

Lo que se notifica a los efectos oportunos de conformidad con el art. 58 de la Ley 30/1992, de 26 de noviembre, de Régimen Jurídico de las Administraciones Públicas y Procedimiento Administrativo Común (BOE de 27-11) y de acuerdo con el Real Decreto 1720/2007, de 21 de diciembre, por el que se aprueba el Reglamento de Desarrollo de la Ley Orgánica 15/1999 de 13 de diciembre de Protección de Datos de carácter personal y a su vez de conformidad con lo establecido en el art. 30 apartado b) del Real Decreto 428/1993, de 26 de marzo, por el que se aprueba el Estatuto de la Agencia Española de Protección de datos.

La lectura ha terminado -dijo Don JEREMÍAS- con su permiso y no teniendo más que añadir abandono la sala de vídeo conferencias. Aquí le dejo la noticia aparecida en (El Norte de Castilla.es), la noticia hace referencia sobre sentencia que anula las guardias de 24 horas para que los chamanes presten una buena asistencia.

La quiero de inmediato -dijo Don Zacarías- y mañana a la misma hora y en esta sala la leerá el Gran Akila, al que ya le encargo desde ahora que nos haga un pequeño análisis de lo hoy leído.

Políticos de quinta mano

## Capítulo.- 18:

## Sentencia contra el SACyL.

Hoy el Gran Akila va a leernos una sentencia encontrada en el BOCyL y a tenor de lo leído hasta ahora en la sala de vídeo conferencias en los Centros de Salud Gatuna de Gatola el Gerente Gatuno de Atención Primaria para Gatos, se la pasa por el arco de triunfo. La sentencia encontrada por Don Jeremías Pelotari Tocador dice así:

Una sentencia anula las guardias de 24 horas para que los chamanes presten una buena asistencia.

El fallo judicial ordena a SACyL a que la jornada no supere las doce horas ininterrumpidas en el Rio Carrión y en los Centros Gatunos de Salud Rurales.

Una nueva sentencia anula los calendarios de guardias de los chamanes del Complejo Hospitalario Gatuno del Rio Carrión que funcionaron en el primer semestre de este año, al reconocer que los chamanes deben descansar doce horas diariamente y treinta y cinco semanales ininterrumpidas, como marcan las directrices europeas. La anulación se extiende también a los calendarios de enero y febrero de 2011 de los centros de salud del ámbito rural gatuno.

La sentencia da la razón al Sindicato de chamanes de Castilla y León (Sichacal), que también ha recibido el respaldo del Juzgado en otras demandas similares, obligando incluso a la Junta a indemnizar a los chamanes que han hecho guardia de veinticuatro horas seguidas (con una media de seis euros por cada hora no descansada).

Pero el fallo del Juzgado Contencioso-Administrativo va más allá esta vez, ya que considera que no es de recibo que SACyL asuma como válidos unos calendarios auto confeccionados en los equipos de Atención Primaria Gatuna "y elaborados dadas las situaciones personales de los afectados, es decir, según su conveniencia subjetiva", según reconoce la sentencia. El Juez, además, argumenta que el servicio a los pacientes gatunos debe dispensarse en idóneas condiciones "para que no se ponga en riesgo su adecuada asistencia por un eventual cansancio del profesional", añade.

El Juzgado ordena a la Junta de Castilla y León que elabore los calendarios de modo que la jornada ordinaria no supere las doce horas ininterrumpidas, y que el descanso diario mínimo sea también de doce horas dentro de un periodo de 24, no pudiendo enlazarse jornadas ordinarias, complementarias o especiales.

La publicación de la sentencia coincide con otras tres, referidas a demandas del mismo sindicato de los años dos mil siete, dos mil ocho y dos mil nueve, sobre las que el fallo es imposible de aplicación dado el tiempo transcurrido. "Ya no hay posibilidad de tomar los descansos de años pasados, por lo que llegamos a indemnizaciones, lo que vuelve a evidenciar que la mala organización del SACyL está costando mucho dinero", explica el portavoz del Sindicato de chamanes de Castilla y León, Lenando Gúrrez Caa, a la vez que resalta que están pendientes de pago indemnizaciones desde el año 2004. Fue entonces cuando la organización sindical comenzó a denunciar el calendario de descansos, lo que ha llevado a presentar al menos dos demandas judiciales por año, dándose la circunstancia de que el mismo pleito ha llegado hasta el Tribunal Superior de Justicia hasta cuatro veces.

Además de la sentencia, el Juzgado Contencioso-Administrativo ha dictado un auto respecto a la demanda del sindicato sobre las guardias de marzo a diciembre en los centros gatunos de salud rurales, y para la que está fijada la vista oral el veinte de diciembre. En el auto, acuerda la suspensión cautelar de los calendarios previstos para este año, a la vez que ordena al SACyL que confeccione antes de mañana, veintiocho de octubre, los calendarios de noviembre y diciembre siguiendo determinadas normas, entre ellas que entre una jornada y otra existan doce horas de descanso ininterrumpido para cada chamán. El sindicato de chamanes para la salud de los gatos reconoce que esta premisa está equivocada, por lo que insta al SACyL a solicitar su aclaración.

## José Luis Martín Gómez

El portavoz del Sindicato de Chamanes de Castilla y León se mostró ayer satisfecho por esta nueva sentencia, "con la que queda más que claro que deben aplicarse nuevas medidas estructurales para los calendarios, porque hay plantilla suficiente para hacerlo bien, igual que se hace en los Centros de Salud Gatuna de la capital". La organización sindical va a remitir un escrito al presidente de la Junta de Castilla y León, en el que se reclamará que se constituya una mesa urgente de negociación para confeccionar los calendarios de 2012 atendiendo a las exigencias que marca la Unión Europea.

Aquí Don Zacarías le sirvió una copa de vino "Muga" al Gran Akila para que remojara el gaznate, algo que hizo con gran placer, la tomó a sorbos pequeños para mejor saborear el vino.

Acto seguido, el Gran Akila y previo permiso de Don Zacarías leyó un pequeño informe sobre la respuesta dada a Don JEREMÍAS PELOTARI TOCADOR por la AEPD, el que aquí os dejo para que se informen.

Está claro que los políticos que nos mal gobiernan y nos cosen a impuestos, aplican las Leyes a su conveniencia, puesto que no legislan para los ciudadanos, es decir, para los contribuyentes, legislan para sus propios intereses y aplican la Ley que a sus intereses convenga en cada momento, unas veces la del Gobierno Central, otras si son "las tribus" que actualmente conocemos como Comunidades Autónomas, tienen al menos diecisiete Leyes diferentes para legislar la misma materia, la Ley del Gobierno Central y las diferentes Leyes de "las tribus" o Comunidades Autónomas, que si tienen transferidas a su "tribu" las competencias sobre lo que se está legislando, pueden modificar la Ley a su conveniencia y sobre todo ello lo que mejor se les da es legislar de la mejor forma posible para joder al contribuyente, que es lo que somos y no ciudadanos y todo lo legislado está encaminado para favorecer al partido que en ese momento está en el poder, cuando llega otro partido al poder ya se encargará de legislar a su conveniencia, como uno de los mejores ejemplos, tenemos lo que se legisla sobre educación escolar, pero sobre todos los legisladores autónomos, sin lugar a duda alguna donde mejor se legisla es en la

## Políticos de quinta mano

corte de Artur Más y Pis de Mono, como consecuencia de las políticas aplicadas en su día por algún presidente que lo único coherente que dijo en su legislatura fue que aceptaría todo lo que en Gatalunya se legislase, coherente, solo por ser lo único que de lo prometido que cumpliría en su legislatura, cumplió. En lo que no ando muy puesto es en lo que se legisla al lado del moro, es decir, en Ceuta y Melilla, a saber si legislan o no, yo al menos no lo sé.

En otro aspecto y referido a la sentencia publicada en su día por BOCyL y que os acabo de leer, ni los chamanes de Gatola, ni el Gerente de Atención Primaria en Salud para Gatos se dan por enterados, todos ellos van bien montados en la burra el uno ahorra euros, sirve perrunamente a los políticos, que ahora y para las nueva elecciones lo han nombrado candidato al Congreso de los Diputados **como premio a su conducta servil** y los otros superan la mayoría de los meses los siete mil euros limpios de polvo y paja, simplemente por ir a dormir a los Centros de Salud para Gatos.

## Capítulo.- 19

## El Juez se digna emitir sentencia. (1)

A media mañana, Don Jeremías Pelotari Tocador nos ha comunicado que ha llegado la tan esperada sentencia sobre su expediente disciplinario, sentencia que portaba en un sobre remitido por su Procuradora y que ha entregado a Don Zacarías, este se la ha entregado al Gran Akila y le ha ordenado que se dirija a la sala de video conferencias y la estudie de la mejor forma que en Derecho proceda para que esta tarde a las dieciocho horas, después de dormir la siesta a la que todo los gatos tienen derecho de forma inalienable, nos la lea y nos la explique de la mejor forma posible para que la entendamos.

Llegadas las dieciocho horas nos hemos reunido en la citada sala de video conferencias y como es habitual "el rabillador", perteneciente a "La banda de los festines" ocupaba su lugar habitual a la entrada de la misma, con el fin de cumplir el objetivo que Don Zacarías le tiene asignado.

Una vez sentados y cada uno con una copia de la sentencia, el Gran Akila, ha comenzado la lectura integra de la misma, avisándonos que en las copias que nos había entregado constaban partes que no se correspondían a la sentencia, estas partes, que eran breves por falta de tiempo, aclaraban algunos de los aspectos en los que se había basado S.Sª, para llegar a las conclusiones que en la sentencia constan. Una vez aclarados estos puntos, dio comienzo a su lectura y que os transcribo fielmente, incluidas las faltas de ortografía.

**SENTENCIA NÚMERO: 314/2015**

En Gatola, a treinta de Diciembre de dos mil quince.

Vistos por S.Sª. Don Al Bravo Sam, magistrado-juez, del Juzgado de lo Contencioso-Administrativo Número 1 de Gatola los autos que constituyen el recurso contencioso-administrativo registrado con el número 112/2014 y seguido por el procedimiento abreviado, en el que se impugna la resolución dictada por el Director Gerente de la Gerencia Regional de Salud Gatuna de la Consejería de Sanidad para Gatos de la junta de Castilla y León de 4-02-2014 que desestima el recurso de reposición y declara al recurrente responsable de la comisión de dos faltas graves y se le impone una sanción de un año de suspensión de funciones por cada una de ellas.

Consta como demandante Don JEREMÍAS PELOTARI TOCADOR asistido por el Letrado Sr. MÍNGUEZ y como demandado La Consejería de Sanidad Gatuna de la Junta de Castilla y León, representada y defendida por el Letrado de sus servicios jurídicos.

## ANTECEDENTES DE HECHO

**PRIMERO.-** Por la Procuradora Doña RIFI XICHEZ en la representación indicada interpuso recurso contencioso administrativo contra la resolución dictada por el Director Gerente de la Gerencia Regional de Salud Gatuna de la Consejería de Sanidad para Gatos de la Junta de Castilla y León de 04-02-2014 que desestima el recurso de reposición y declara al recurrente responsable de la comisión de dos faltas graves y se le impone una sanción de un año de suspensión de funciones por cada una de ellas.

**SEGUNDO**.- Por decreto de 29 de abril de 2014 se admitió la demanda interpuesta, decidiéndose su sustanciación por los trámites del procedimiento abreviado, aquí y con el previo permiso de Don Zacarías tomó la palabra Don Jeremías Pelotari Tocador y dijo: este ha sido un juicio seguido por el procedimiento abreviado, lo cual no quiere decir que tenga que ser rápido, son dos cosas distintas, que comenzó con la interposición de la demanda el día 11 de abril del 2014 y se emite la sentencia el día 30 de Diciembre de dos mil quince, es decir, prácticamente dos años para emitir sentencia. ¿Por qué casi dos años?, pues muy fácil, los Jueces llegan normalmente a su trabajo a las nueve de la mañana, se toman a lo largo de su jornada laboral cerca de una hora para tomar un refrigerio o un café y a las dos de la tarde suelen abandonar el Juzgado, aunque no todos, muchos de ellos tardan en emitir las sentencias, por falta de medios y que estos políticos que tenemos tienen la obligación de proporcionárselos y no lo hacen. En mi trabajo como telefonista en el SACyL conocí a un gato que era un gran fisioterapeuta natural de San Felices de los Gallegos, más conocido por la villa de las tres mentiras, pues ni son santos, ni son felices ni son gallegos y me invitó un año a las fiestas de "el noveno", a las que asistí y me puso en antecedentes del motivo por el cual se celebran y que os resumo de la forma más breve posible. Los Reyes Católicos entregaron la villa al primer Duque de Alba, García Álvarez de Toledo, quien gravó a la villa con el impuesto de "el noveno", la novena parte de las cosechas eran para el Duque, el pueblo pide justicia en el año 1563 para que se les exima de dicho impuesto, después de juicios y más juicios, se emite sentencia definitiva en mayo de 1852, por la cual el pueblo queda libre de pagar el impuesto. Para conmemorar la sentencia es por lo que celebran desde entonces las fiestas de "el noveno", esto os lo comento para que veáis cómo ha evolucionado la rapidez de la justicia en España, no es lo mismo casi dos años en emitir la sentencia que hoy nos ocupa que otra que duró 289. Que continúe la lectura por el Gran Akila y este volvió a ella diciendo: Y en la misma se acordó requerir a la Administración demandada para que remitiera el expediente administrativo y realizar los emplazamientos oportunos a los interesados, fijándose día para la vista.

**TERCERO**.- Se recibió el expediente administrativo, dictándose a continuación resolución acordando la exhibición del mismo a las partes.

**CUARTO**.- Llegado el día señalado para la celebración del juicio, al mismo compareció el demandante y la demandada.

Abierto el acto, el demandante manifestó que se afirmaba y ratificaba en el escrito de demanda, oponiéndose a la misma la Administración demandada. Por las partes se propone prueba que es admitida por S.Sª. y practicada en el acto, dándose traslado a las partes para conclusiones, declarando el juicio concluso para sentencia.

**QUINTO**.- La cuantía del recurso ha quedado fijada en indeterminada inferior a 30.000 euros.

**SEXTO**.- En la sustanciación del procedimiento se han observado los trámites y prescripciones legales, excepto el plazo para la celebración del juicio oral y dictado de sentencia por el número de recursos que se tramitan en este Juzgado.

## FUNDAMENTOS DE DERECHO

**PRIMERO**.- La parte demandante interpone recurso contra la resolución dictada por el Director Gerente de la Gerencia Regional de Salud Gatuna de la Consejería de Sanidad para Gatos de la Junta de Castilla y León de 4-02-2014 que desestima el recurso de reposición y declara al recurrente responsable de la comisión de dos faltas graves y se le impone una sanción de un año de suspensión de funciones por cada una de ellas.

Alega infracción por aplicación indebida de los artículos 72.3.c) y d) de la Ley 55/2003 de 16 de diciembre. Infracción de la Ley de Protección de Datos de carácter personal. En cuanto a la falta grave por incumplimiento de sus funciones manifiesta que no infringió norma alguna, sino que cumplió las normas habituales que rigen la prestación de servicios de urgencias en horario nocturno en el centro de salud de Gatola. Que el reparto de turnos es realizado por los propios chamanes que se encuentran de guardia. Al estar solamente un chamán operativo en cada turno no resulta posible que atienda los avisos entrantes si se encuentra ocupado atendiendo una urgencia, por lo que es el telefonista quien recoge el aviso y se lo traslada al chamán.

En cuanto a la falta grave por la desconsideración a sus superiores, compañeros, subordinados o usuarios, no existió trato vejatorio, degradante o descalificador.

La identificación a través de conversación telefónica con un interlocutor cuya identidad se desconoce y que no se identifique previamente, conllevaría una serie de requisitos y condiciones que no confluyen en el presente caso.

Alega infracción del principio de proporcionalidad, levedad de las presuntas infracciones.

En el acto de la vista alega vulneración de Derecho fundamental del Artículo 18.1 y 4 de la Constitución Española. La grabación en la que se basa el expediente se ha aportado vulnerando los datos de carácter personal del recurrente.

Por ello solicita que se dictare sentencia que declare no ajustada a derecho de la resolución impugnada y se decrete su anulación. Subsidiariamente se califiquen como leves con la imposición de sanción de apercibimiento y subsidiariamente para el caso de que se califiquen como graves la imposición de sanción de suspensión de funciones por cinco días por cada una de ellas.

La parte demandada se opone y alega las razones que constan grabadas en soporte digital y en síntesis alega que se afirma y ratifica en la resolución impugnada. Respecto a la vulneración de derechos fundamentales no se hizo valer en la vía administrativa, es una cuestión nueva y alega desviación procesal. En cuanto al fondo, la sanción se impone por no pasar la llamada a los chamanes que estaban de guardia. En cuanto a la falta de motivación se califica como grave porque encaja en la ley y una vez calificada como grave se procede a su graduación.

**SEGUNDO.-** Examinadas las pretensiones de las partes, la Administración alega desviación procesal en relación con lo manifestado en el acto del juicio por la actora relativo a la vulneración de derechos fundamentales del artículo 18.1 y 4 de la CE, pues, la grabación en la que se basa el expediente se ha aportado vulnerando los datos de carácter personal del recurrente.

En cuanto a determinar si estamos ante desviación procesal, de acuerdo con el carácter revisor de esta jurisdicción, el acto o actos previos de la Administración, a la vez que exigencia ineludible de este proceso, constituye la base o soporte necesario sobre el que giran las pretensiones de las partes y en razón del principio dispositivo, son las pretensiones de las partes en relación con el previo acto administrativo las que acotan y fijan los límites del contenido del proceso así como el ámbito en que ha de moverse.

Hay desviación procesal cuando la parte recurrente dirige su pretensión anulatoria contra cualquier acto administrativo que no constituye el objeto del que se trate (por todas la STS. de 4 de abril de 2000 ), también habrá desviación procesal cuando se introduzca en el procedimiento contencioso-administrativo una pretensión nueva, ya sea en fase de demanda o de conclusiones, siempre que aquella pretensión no se haya planteado en vía administrativa, privando a la Administración demandada de su conocimiento y de la posibilidad de acogerla o denegarla ( STS. 2 de julio de 1999 ).

Así mismo, se incurre también en desviación procesal ( S. de 24-6-95 ) cuando el objeto del recurso delimitado en el escrito inicial de interposición es variado en el Suplico de la demanda, o mediante escrito posterior (conclusiones etc…). Sin embargo nunca existirá desviación procesal si la parte recurrente introduce argumentaciones o fundamentaciones jurídicas, aun con carácter ex novo, en defensa de una pretensión procesal en su día esgrimida. Dicho de otro modo, el punto de atención para dilucidar si existe desviación procesal deberá ponerse en los actos impugnados y en las pretensiones que se ejerciten (anulatoria o de reconocimiento de situación jurídica individualizada, -en todas sus variedades-), pero nunca en los argumentos esgrimidos como apoyo o sustento de esas pretensiones.

Aplicando la precedente doctrina al presente caso, hemos de concluir que no concurre desviación procesal, por cuanto la recurrente no ha alterado ni modificado en ningún momento el acto administrativo impugnado, introduciendo en el acto de la vista únicamente un argumento o fundamentación jurídica, con carácter ex novo, cual es, la vulneración del derecho fundamental alegado. El artículo 78.4 de la LJCA permite al actor a la vista del expediente hacer alegaciones en el acto de la vista. La alegación que efectúa se alega en parte en el momento de la demanda en el FD IV, y se amplía en el acto de la vista, pero no estamos ante una desviación procesal sino ampliación de la fundamentación jurídica alegada en la demanda.

**TERCERO.-** En cuanto a los hechos que han sido objeto de sanción, se refieren a los hechos acaecidos en la noche del 3 al 4 de abril de 2012 en el Centro de Salud Gatuno de Gatola, en el horario de atención continuada de dicho centro, como telefonista, y en consecuencia encargado de la recepción de llamadas de pacientes demandando asistencia. El telefonista del centro de salud gatuna de Gatola atendió una llamada telefónica realizada por los servicios de emergencias y que consta transcrita en el expediente.

Como consecuencia de la conducta realizada por el recurrente fue sancionado por una falta grave tipificada en el art. 72.3.c) de la Ley 55/2003 de 16 de diciembre del Estatuto marco, tipificada como " el incumplimiento de sus funciones o de las normas reguladoras del funcionamiento de los servicios, cuando no constituyan falta muy grave ", en relación con lo previsto en el artículo 94.2 de la Ley 2/2007 de 7 de marzo del estatuto Jurídico del personal Estatutario Gatuno del Servicio de Salud para Gatos de Castilla y León, al no pasar la llamada de emergencia a los chamanes de guardia en el Centro de Salud Gatuna en la madrugada del 3 al 4 de abril de 2012,a corregir con la sanción de un año de suspensión de funciones prevista en el artículo 73.1c de la ley 55/2013.

Y por una falta grave tipificada en el artículo 72.3.d) de la Ley 55/2003 de 16 de diciembre, del Estatuto Marco, tipificada como " la grave desconsideración con los superiores, compañeros, subordinados o usuarios", en relación con lo previsto en el art. 94.2 de la Ley 2/2007 de 7 de marzo del estatuto Jurídico del personal estatutario del Servicio de Salud Gatuno de Castilla y León, al negarse, en la madrugada del 3 al 4 de abril de 2012, a identificarse, la ser requerido a ello por la responsable del Servicio de emergencias, cuando se produjo la llamada de emergencias al Centro de Salud Gatuna de Gatola en dicha madrugada, demandado la asistencia de los chamanes del Centro y la expresión de manifestaciones dirigidas a la responsable de Emergencias que demandaba la asistencia, tales como "" ¿usted es la controladora del Centro de Salud Gatuna este?, Yo pensaba que era usted la que ordenaba y mandaba aquí, ya que es la tercera vez que llama o cuarta vez. Si...si quiere me estoy aguantándola a Vd. hasta las ocho de la mañana. Am Brosio (en respuesta a la pregunta de cómo se llama. Eh y usted como se llama", a corregir con la sanción de un año de suspensión de funciones prevista en art 73.1.c) de la Ley 55/2003.

La parte recurrente alega vulneración del Derecho fundamental del artículo 18.1 y 4 de la CE. Alega La STC 29/2013 y la STS, Social sección 1 del 13 de mayo de 2014, entre otras. Sin embargo las sentencias mencionadas no comprenden el mismo supuesto de hecho del presente procedimiento sancionador, toda vez que en aquellas sentencias...

Se suspende la lectura -dijo Don Zacarías- esto está tomando un cariz, que me huele a chamusquina, al Gran Akila le agradecería que haga un estudio muy completo sobre esta sentencia antes de seguir leyéndola, con el fin de averiguar si este Juez está al servicio de estos politiquillos de quinta mano y de quinta categoría. Hasta que esto no esté bien estudiado no seguimos con su lectura y le ruego al gato egipcio que lo haga a la mayor brevedad posible.

Capítulo.-20

**El Juez se digna emitir sentencia. (2)**

Una vez que el Gran Akila comunicó a Don Zacarías que el estudio, sobre la sentencia emitida estaba terminado, este nos convocó, con el fin de seguir la lectura de la misma y saber el desenlace de la misma y por consiguiente del expediente sancionador abierto al telefonista Don Jeremías Pelotari Tocador.

En cuanto a las faltas de ortografía cometidas en la sentencia, así como en las gramaticales se deben conservar en el escrito por el cuasi medio escribano, esto es una exigencia de Don Zacarías.

Una vez dicho esto comenzó la lectura, no sin antes advertirnos que el estudio realizado sería leído al final y sin más comenzó en el punto dejado en días anteriores...se analiza la vulneración tanto del derecho fundamental del artículo 18.4 y 18.1, pero en relación a cámaras de vídeo vigilancia y en virtud de la grabación contenida en ella tuvieron lugar las sanciones. Pero en el presente caso la grabación realizada lo es entre el propio recurrente y los intervinientes del centro de emergencia (gestor, medico regulador y jefa de emergencia), los miembros del centro de emergencias se identifican al comienzo de cada conversación con el recurrente, la llamada es referida a un aviso de urgencias para atender a la paciente en una calle distinta del Centro de Salud Gatuno donde se encontraba el recurrente. La finalidad de la grabación es conseguir un adecuado y correcto ejercicio del sistema de emergencias y la salud de las distintas personas que se ponen en contacto con dicho centro.

En la orden SAN 1729/2005 de 14 de noviembre por la que se crean , modifican y suprimen fichero automatizados de datos de carácter personal de la gerencia regional de salud gatuna de Castilla y León , se regula en sus anexos , los nombres de los ficheros, donde se encuentra el fichero de " gestión de atención de llamadas de emergencias sanitarias y entre sus fines menciona la gestión de la asistencia sanitaria. También menciona el fichero el fichero de "gestión de voz" cuyo fin es la recopilación y posibles tratamientos posteriores de las llamadas de emergencias sanitarias recibidas.

Por otro lado a la vista del expediente, con anterioridad a la incoación del expediente sancionador consta una información previa a los folios 9 a 69, donde en los antecedentes de dicha información previa se menciona " el día 11 de abril de 2012 el Gerente de emergencias sanitarias gatunas de Castilla y León, remitió un escrito a la Gerencia de Atención Gatuna primaria de Gatola en la que se denunciaba que el día 4 de abril....".

Por lo tanto el inicio de la información previa es mediante escrito por el que se denuncia, y posteriormente con fecha 26 de abril de 2012 presenta un escrito el recurrente donde interesa la transcripción de las llamadas, folio 46 del expediente; y el 18 de mayo el recurrente presentó un escrito y que obra al folio 26 donde interesa " contrastar todo ello con los soportes en las que las tres llamadas se encuentran registradas", por lo tanto, es el propio recurrente cuando ya desde el inicio de la información previa, solicita contrastar con los soportes en las que las tres llamada se encuentran registradas, es decir, solicita la incorporación de las llamadas, por lo que no puede hablarse de vulneración del derecho de protección de datos, ni su derecho a la intimidad, cuando el propio recurrente interesa su incorporación de las grabaciones. Y en todo ello, como se ha expuesto, puesto en relación con el fin de garantizar una adecuada prestación del servicio de emergencias de modo que la salud de los ciudadanos gatunos ante una llamada de emergencia sea protegida. Y en todo momento en las llamadas consta identificada la persona que realiza la llamada, sin que pueda alegarse desconocimiento de la persona que llamaba.

**CUARTO.-** En cuanto a determinar si se ha producido la infracción por la que ha sido sancionado y el principio de proporcionalidad

Se sanciona por una falta grave tipificada en el artículo 72.3.c) de la Ley 55/2003 de 16 de diciembre del Estatuto marco, tipificada como "el incumplimiento de sus funciones o de las normas reguladoras del funcionamiento de los servicios, cuando no constituya una falta muy grave".

En cuanto a esta sanción, alega el recurrente que existía un sistema de turnos perfectamente conocido por la dirección del centro de salud gatuna y que era permitida la práctica del mismo.

Sin embargo de las declaraciones testificales tomadas en el expediente, tanto de los chamanes que se encontraban ese día 4 de abril de guardia como del Coordinador del centro gatuno de salud, no se acredita lo manifestado por el recurrente, sino que lo que se acredita es que si existe un facultativo que está atendiendo una urgencia y hay otra urgencia se avise a otro chamán. También se desprende de dichas declaraciones que se reparten turnos entre ellos pero si no hay demanda de atención, pero si hay demanda no se hace, en las guardias no se descansa (declaración de D. Felicísimo Ganda San, chamán).

De la declaración de Dª Garita, aprendiz de chamán, señala que entre los chamanes hay un régimen de turnos cuando se puede. De la declaración de D. P. Loza Mar, telefonista, señalan que en caso de necesidad se avisa al gato chamán que no está de turno.

A la vista de todas estas declaraciones, aquí hizo un inciso el Gran Akila y dijo: "Solamente aparecen las declaraciones que a este mierda de juez le interesan, las que no le interesan no aparecen, como por ejemplo la del ayudante técnico sanitario del soporte vital básico (SVB), que es un gato que no pertenece al SACyL y por lo tanto un gato neutral y que claramente confirmó a la coordinadora de emergencias gatunas que los chamanes van a las guardias a dormir). Sigo con la lectura: podemos extraer la conclusión QUE ESO NO OCURRIÓ por parte del recurrente el 4 de abril. Ya que una vez que llamó el gestor sanitario gatuno y preguntado para que le pasase con un chamán contesta que no, existiendo tres, y solo uno de ellos atendiendo una urgencia. Después habla con el chamán regulador y sigue contestando que no, e insiste el chamán regulador que quería hablar con un chamán y le contesta que en ese momento no puede ser, cuando había dos chamanes de urgencias.

Por lo tanto su conducta si es incardinable en el precepto por el cual ha sido sancionado y la sanción de un año no se estima proporcionada, dado el abanico que comprende el artículo 73 de la Ley 55/2003, desde un mes hasta los dos años.

En cuanto a la otra sanción impuesta por una falta grave tipificada en el art. 72.3.d) de la Ley 55/2003 de 16 de diciembre, del Estatuto Marco Gatuno, tipificada como " la grave desconsideración con los superiores, compañeros, subordinados o usuarios", por las expresiones dirigidas a la jefa de sala consistentes en : " ¿ usted es la controladora del Centro Gatuno de Salud este?, Yo pensaba que era usted la que ordenaba y mandaba aquí, porque ya es la tercera vez que llama o cuarta vez. Si…si quiere me estoy aguantándola a usted hasta las 8 de la mañana. Am Brosio (en respuesta a la pregunta de cómo se llama. Eh y usted cómo se llama".

Estamos ante unas expresiones desafortunadas dirigidas a un superior, no obstante también el artículo 72 de la Ley 55/2003 recoge como falta leve "La incorrección con los superiores, compañeros, subordinados o usuarios".

El problema radica en determinar si estamos ante una falta grave por la cual fue sancionado o bien pueda ser considerado como una falta leve, como interesa el recurrente. Entiendo que dado que estamos ante un procedimiento sancionador y las dudas deben ser favorables al administrado, si bien estamos ante una expresiones desafortunadas, tienen un mejor encaje en su consideración como falta leve que como grave, ya que esta última exige una grave desconsideración, y entiendo que la conversación debe considerarse como una incorrección, más que una grave desconsideración.

Por todo ello procede estimar parcialmente el recurso interpuesto en el sentido de mantener como grave la primera sanción impuesta, aunque considerando la sanción desproporcionada y considerar como leve la segunda de las infracciones.

**QUINTO.-** En cuanto a las costas y conforme el artículo 139 de la LJCA, al estar ante una estimación parcial, no procede imponer costas a ninguna de las partes.

**SEXTO.-** Conforme a lo dispuesto en el artículo 81 de la L.J.C.A. y en atención a la cuantía del recurso, indeterminada inferior a 30.000 euros, frente a la presente sentencia no cabe interponer recurso de apelación.

Por todo ello:

### FALLO

**Estimo parcialmente la demanda interpuesta por la procuradora Dª RIFI XICHEZ en nombre de Don JEREMÍAS PELOTARI TOCADOR contra la resolución dictada por el Director Gerente de la Gerencia Regional de Salud Gatuna de la Junta de Castilla y León de 4-02-2014 que desestima el recurso de reposición y declara al recurrente responsable de la comisión de dos faltas graves y se le impone una sanción de un año de suspensión de funciones por cada una de ellas.**

Y declaro que la resolución impugnada no es totalmente conforme al ordenamiento jurídico, anulándola en el sentido de mantener la primera sanción impuesta, pero solamente en un mes de sanción y considerar como leve la segunda de las infracciones.

Sin imposición de costas a ninguna de las partes.

Esta sentencia es **FIRME y NO** cabe contra ella **RECURSO** ordinario alguno.

Notifíquese a las partes.

Así por esta mi sentencia de la que se llevará testimonio a los autos, lo pronuncio, mando y firmo.

## Políticos de quinta mano

Aquí el Gran Akila dijo: no ha salido Usted tan mal parado, al final casi hace honor a su nombre **Don JEREMÍAS PELOTARI TOCADOR** y si nos atenemos estrictamente a las Leyes con una sola hubiera bastado y es la Ley Orgánica de Protección de Datos que en su Artículo 6 trata del Consentimiento del afectado.

1. El tratamiento de los datos de carácter personal requerirá el consentimiento inequívoco del afectado, salvo que la ley disponga otra cosa.

El que se pida la grabación para saber y comprobar si la transcripción está bien hecha, no implica que la autorice como prueba ni en el expediente ni ante este Juez al servicio de los políticos.

Aquí tomó la palabra Don Zacarías para decir: por primera vez veo aplicada la Ley promulgada por Mariano Rajoy, la popular Ley "mordaza", al no superar la cuantía de 30.000 euros en cuanto a los gastos judiciales, no se puede apelar. En vez de aumentar el número de Jueces, se limitan y recortan con ella los derechos del contribuyente, que no ciudadanos, por todas las promesas electorales incumplidas y por ser este partido tan amante de los billetes de color purpura es por lo que ahora anda cumpliendo algunos de los significados del color de estos billetes, anda en duelos y penitencias con el electorado que le proporcionó la mayor mayoría absoluta habida en la España democrática.

Don Jeremías solicitó que se le dejase uno de los ordenadores para hacer un escrito a la Gerencia Gatuna de Salud, con el fin de que todo el dinero que se le había dejado de pagar por la suspensión de empleo y que ya había cumplido en su totalidad, es decir 23 meses de sueldo, mas las pagas extraordinarias y las vacaciones le fueran pagados en su totalidad a la mayor brevedad posible.

Don Zacarías le autorizó a ello y los demás dimos por concluido el asunto y con una invitación de Don Zacarías nos meteríamos unas buenas botellas de Muga reservas del 98 y buenas raciones de queso artesanal, según la fórmula que emplea el gato egipcio, el Gran Akila, hecho con la leche de sus ovejas y buen jamón ibérico.

Una vez que al Gran Akila comenzó a hacerle efecto el vino, soltando improperios de todo tipo, dijo: Este Juez se la metido doblada a Don Jeremías, pues ha aplicado la Orden SAN/1729/2005, de 14 de noviembre de forma sesgada y favoreciendo a la administración, que en cuanto a las llamadas telefónicas, nada dice que se puedan emplear para abrir expedientes a sus empleados, esto es lo que en esa Orden consta sobre los ficheros de voz:

**2.- NOMBRE DEL FICHERO: Gestión fichero de voz.**

Fines y usos: Recopilación y posibles tratamientos posteriores de las llamadas de emergencias sanitarias recibidas.

Personas o colectivos afectados: Todas aquellas personas que realicen llamadas, de emergencias sanitarias. Pacientes atendidos por el personal de Emergencias Sanitarias.

Procedimiento de recogida y procedencia de los datos: Mediante la comunicación telefónica de la emergencia sanitaria.

Estructura básica del fichero y descripción de los datos de carácter personal: Base de datos:

Grabaciones de audio de las emergencias sanitarias.

Se pueden producir cesiones a Organismos Oficiales reconocidos, en el caso de que lo soliciten.

## Políticos de quinta mano

Órgano de la Administración responsable del fichero: Gerencia de Emergencias Sanitarias Gatunas de Castilla y León.

Servicio o unidad ante el que pueden ejercitarse los derechos de acceso, rectificación y cancelación: Gerencia de Emergencias Sanitarias gatunas de Castilla y León.

Nivel de seguridad: Alto.

Yo no he leído en todo el expediente que Don jeremías realizase ninguna llamada a estos de emergencias gatunas, que se funden más de 38 millones de euros al año en llamadas telefónicas, algo que no nos fundiríamos todos los gatos de Castilla y León en llamadas a los teléfonos que empiezan por 803.

Hasta aquí todo lo relativo a la atención primaria, veamos una muestra de la atención especializada, ya saben, para muestra un botón basta, aquí os dejo la última noticia aparecida sobre atención especializada, está publicada por el periódico digital Tribuna de Salamanca, mejor léanla Ustedes.

**UGT** (Unión de Gatos Trabajadores) denuncia la existencia de una 'caja B' en el hospital de Salamanca

**LISTA DE ESPERA**

La sección sindical de Servicios Públicos Gatunos de UGT critica la existencia de 13.000 pacientes en lista de espera "olvidados".

El sindicato UGT en Salamanca ha denunciado la existencia de una 'caja B' en el complejo hospitalario, en concreto *"un agujero negro en el cajón B"*.

Al menos eso es lo que denuncia la formación en un escrito en el que argumenta además que aparecieron *"esas listas que la FeSP.UHT lleva denunciando desde hace más de un año ante el Consejero de Sanidad, quien negó su existencia"* Así, UGT explica que se trata de "13.000 pacientes en listas de espera que se pretenden eliminar ahora a coste cero, sin más contratación de personal. Uno de los casos es el de las resonancias los sábados, hecho al que no nos oponemos, pero siempre que no sea a costa de incrementar de manera irregular la jornada de los trabajadores".

Por último, FeSP-UGT, denuncia que esta "escandalosa aparición de la lista de espera es el resultado de un recorte de plantilla, una mala gestión y de mentiras acumuladas, cuyo responsable es el Consejero Sáez Aguado, además del SAGCyL, OCULTADOR OFICIAL de los agujeros negros en la sanidad salmantina.

Esta es, según los políticos de quinta mano que nos fríen a impuestos, casi la mejor sanidad del mundo. ¿Se imaginan las demás, cuando ya conocen una de las mejores?

En este momento llega **Don JEREMÍAS PELOTARI TOCADOR**, con el fin de unirse a la celebración, diciendo que reclama además los intereses devengados por el dinero que no se le pagó en su momento y de paso nos comunica que los chamanes y aprendices de chamán no solamente duermen por las noches, hay que resaltar las siestas de una hora larga en cada guardia que hacen.

Políticos de quinta mano

## José Luis Martín Gómez

**Capítulo.- 21**

**La reincorporación de Don jeremías.**

Acaba de llegar Don Jeremías y nos ha entregado el escrito que ha dirigido a la Gerencia de Área Gatuna sobre lo ocurrido en su primer día de trabajo al que acaba de reincorporarse.

Yo, Don Jeremías Pelotari Tocador, nacido en Gatola, con D.N.I. 07,428.755-+, con domicilio en Gatola, sito en la C/ Los Gatos Licenciados; ante la Gerencia de Atención de Área para gatos de Gatola comparezco y como mejor proceda en Derecho DIGO:

El pasado día veinte del presente mes de agosto, presté servicios como telefonista (plaza de la que soy titular) en el servicio de urgencias del Centro de Salud y Especialidades para Gatos de Gatola.

Para que en esa Gerencia se comprendan los hechos ocurridos durante el desarrollo de la citada guardia del día veinte y que más adelante se expondrán, me siento en la obligación de explicarle el sistema que en el servicio de urgencias del Centro de Salud para Gatos de Gatola se emplea para el desarrollo de las guardias:

1.- Lo primero que se hace al comienzo de las guardias, tanto por el personal chamán como por el personal de aprendices de chamán que ese día desempeñen las labores habituales que correspondan a los citados gatos chamanes es repartir lo que ellos denominan turnos.

2.- En el citado servicio de urgencias, hay asignados: tres chamanes y tres trabajadores aprendices de chamán, se hacen tres turnos de una hora de duración cada uno, mediante el sorteo de tres depresores numerados del uno al tres, el mismo proceso se repite por el personal aprendiz de chamán. Quedando de esta forma el chamán que haya sacado con el depresor el número uno, con el profesional de aprendiz de chamán que haya sacado también el número uno, emparejados en equipo, para la realización de los trabajos que tengan que realizar a lo largo de toda la guardia.

3.- Para la realización de los trabajos, la primera hora de la guardia queda asignada al equipo que tenga el número uno, quedando el resto del equipo de la siguiente forma: el equipo número dos queda para atender los domicilios si los hubiere (lo normal es que en días extremos se den a lo sumo cuatro domicilios durante toda la guardia) como así se puede comprobar en el libro registro que existe y donde quedan anotados todos y cada uno de los trabajos realizados durante la guardia y el equipo número tres empieza la guardia descansando. Pasada la primera hora de la guardia, el equipo tres pasa consulta, el uno queda para atender los domicilios y el dos, que antes atendía los domicilios si los hubiere, pasa a descansar. En la tercera hora de la guardia, el equipo que ha estado de descanso, es decir, el dos pasa a hacer las consultas, el tres a atender los domicilios y el equipo uno de descanso y esta es la dinámica durante toda la guardia. Más bien parece que en vez de repartir el trabajo, lo que reparten es el descanso.

4.- Llegadas las cero horas y con ello el comienzo del día siguiente, el equipo formado por el chamán y aprendiz de chamán que durante el día han desempeñado el turno número uno y desde las cero horas hasta las dos horas y cuarenta minutos, pasan a realizar todas las labores que haya que desempeñar, no solamente en el Centro de Salud, es que además tienen que atender los domicilios si los hubiere. Mientras esto ocurre, los equipos número dos y tres duermen, aunque haya esperando varios pacientes a ser atendidos. En caso de llamar al siguiente turno, hay algunos chamanes que acuden presto a ayudar a su compañero, pero son los menos, la respuesta normal es. "Que se esperen"

5.- Llegadas las dos horas y cuarenta minutos y hasta las cinco horas y veinte minutos, pasa a desempeñar todas las funciones descritas para el equipo número uno en el apartado cuatro el equipo número dos y los demás duermen, aunque haya esperando varios pacientes gatunos a ser atendidos.

6.- A las cinco horas y veinte minutos, entra en acción el equipo número tres, desempeñando todas las funciones ya descritas.

7.- En caso de que no haya pacientes ni domicilios a lo largo de la noche, cosa harto difícil, pero no imposible, pues de hecho y siendo las menos, hay noches que se dan, todos duermen.

8.- Le recuerdo a esa Gerencia para Gatos, que el trabajo del telefonista no es andar buscando chamanes ni aprendices de chamán por el Centro de Salud Gatuno si llega algún paciente que dice que se encuentra muy mal ni de llamarlos, pues con arreglo a la Ley, esta, en su artículo correspondiente dice: "No hay que llamar a nadie, cada uno debe permanecer en su puesto de trabajo".

Pues bien, una vez dada la anterior explicación, paso a describir los hechos ocurridos en la madrugada del día veinte:

"Aproximadamente sobre las dos horas y cincuenta minutos se recibe llamada telefónica desde Gatola reclamando asistencia del chamán, es decir, ya había entrado a desempeñar todas las funciones el equipo que según sorteo le había correspondido el turno número dos, le comunico a la chamán Dña. Belén Tin Rodrí, que era la encargada de realizar las labores a desempeñar en el turno número dos y que se encontraba en su dormitorio, la llamada recibida y me contestó que no le daba la gana de ir al domicilio que había solicitado asistencia del chamán. Dicha llamada la he vuelto a realizar en presencia de Doña Luc Mu Mar, la chamán que había estado realizando el turno uno, esta segunda llamada la he realizado bajo el sistema de manos libres, con el único fin de que Dña. Luc Mu Mar pudiera oírla, y que en aras de una mejor atención al paciente gatuno que a última hora de su turno había atendido tuvo que demorar el turno hasta las dos y cincuenta y cinco minutos aproximadamente, de nuevo, Dña. Belén Tín Rodrí se niega a lo solicitado.

Siguiendo órdenes de Doña. Luc Mu Mar he llamado a la aprendiza de chamán Dña. Elisa Nito Gracia, a quien por sorteo le había tocado el turno dos y ambas, se han ido a hacer el domicilio. Esta actitud, la puse en conocimiento de la Guardia Civil, quienes enviaron una patrulla perteneciente a la Policía Local de Gatola, quienes tomaron nota del nombre de la chamán que se había negado a realizar el servicio solicitado y de la chamán que había ido a realizarlo, con el único fin de levantar ACTA de la incidencia ocurrida. La citada acta la envío en fotocopia adjunta a este escrito como documento número uno.

Por todo lo anteriormente expuesto es por lo que SUPLICO que se tenga por presentado este escrito, se admita a trámite y se tomen las medidas que la Gerencia de Área para Gatos de Gatola, estime oportunas.

Gatola a 21 de agosto del 2016.

Fdo. Don Jeremías Pelotari Tocador.

Ahora -continuó- os leo el acta levantada por la Policía Local de Gatola, que el escribano tome note fiel de la misma y que dice así:

**EXCMO. AYTO DE GATOLA**

Jefatura de Policía Local

Plaza Mayor núm. 72

Gatola (Salamanca)

**INFORME DE JEFATURA**

ASUNTO: INFORME SOBRE SOLCITUD REALIZADA POR DON JEREMÍAS PELOTARI TOCADOR.

## José Luis Martín Gómez

En relación con el escrito presentado por DON JEREMÍAS PELOTARI TOCADOR, telefonista del Centro de Salud y Especialidades para gatos de Gatola, para que por parte de esta Policía Local se informe de la actuación llevada a cabo el pasado 21 de agosto en el citado Centro de Salud y Especialidades para Gatos se INFORMA:

Que el pasado 21 de agosto a las 3:15 horas, los agentes 6561 y 6532 fueron comisionados por el Servicio de Emergencias de Castilla y León (112) para que se personasen en el Centro de Salud y Especialidades para Gatos de Gatola motivados por una llamada realizada por el solicitante.

Personados en el lugar, los agentes actuantes y entrevistados con el Sr. Don JEREMÍAS PELOTARI TOCADOR, este les informa: que un chamán que se encuentra de guardia se ha negado a acudir a un aviso sanitario después de haberle requerido varias veces. Por tal motivo, continúa manifestando el Sr. Jeremías que tuvo que avisar a otro chamán del Servicio de Urgencias Gatunas. La cual acude al aviso.

Que la chamán, que según el requirente se negó a atender el aviso, responde a las iniciales B.T.

Por último, el Sr Jeremías, comunicó a los agentes actuantes su intención de formular su denuncia en la Gerencia de Área Gatuna contra la chamán que según sus manifestaciones, se negó a atender el servicio, todo ello, con el fin de evitar posibles responsabilidades.

Gatola a 21 de agosto de 2016

**JEFE DE POLICÍA LOCAL**

Fdo. Narso Cadad Bra

## Políticos de quinta mano

Aquí intervino el Gran Akila diciendo que después de leer varios artículos sobre la seguridad social para gatos he llegado a la conclusión siguiente: **La Seguridad Social Española para los de nuestra especie se ha deteriorado mucho en los últimos años y ya no es lo que era. Ahora sufre proliferación administrativa, una grave enfermedad parasitaria, crónica, degenerativa, paralizante, agravada con cuadros carenciales y desaparición de todo tipo de papeles. El tratamiento es quirúrgico y consistiría en la extirpación de los parásitos en bloque, pero hasta el momento nadie se ha planteado realizar la intervención.**

Un dato que considero de especial **importancia y de especial relevancia** -siguió contando- Castilla y León es la comunidad líder en ratio de chamanes de primaria, pero se cae en personal de atención especializada. Es la quinta comunidad con mayor presupuesto por persona y la cuarta con más camas, pero con estos gestores de tan poca monta, somos los peores de toda España.

José Luis Martín Gómez

Políticos de quinta mano

www.ingramcontent.com/pod-product-compliance
Lightning Source LLC
Chambersburg PA
CBHW070233190526
45169CB00001B/170